La Fantastique FAMILLE POULET

1

Maison hantée et gallinacés

Par le même auteur

Gaspard des profondeurs (Hachette Romans), 2014
Prix de la Nouvelle Revue Pédagogique, Prix des collégiens de l'Hérault

Jessie des ténèbres (Hachette Romans), 2016

Achille des rivières et Stella des orages (Hachette Romans), 2019

Teddy-n'a-qu'un-œil (Hachette Romans), 2015
Prix Gayant, Prix Chronos

Yanabosse et le Brahima Shatam Ô Boktatou (Hachette Romans), 2016
Prix Lire à Limoges

L'Épopée de Sem (Auzou Éditions)
Tome 1 – *Le Rite,* 2019
Tome 2 – *Le Cœur de l'Orguï,* 2021

Katacombes (Éditions Hatier)
Tome 1 – *Tommy,* 2020

Feuilleton du Prix des Incorruptibles 2021-2022

Direction des publications : Stéphanie Baronchelli, Jérôme Bernez-Binder
Direction artistique : Tiphaine Rautureau
Suivi éditorial et maquette : Caroline Merceron
Correction : Maud Placines Charier

www.gulfstream.fr

Illustrations : Clémentine Paoli
Typographies : Stela Font – Almeera Studio ; Skrawk Serif Font – Missy Meyer

ISBN : 978-2-38349-155-2

Loi 49-956 du 16 juillet 1949 sur les publications destinées à la jeunesse.

LE FEUILLETON DES INCOS

Yann Rambaud

La Fantastique FAMILLE POULET

1

Maison hantée et gallinacés

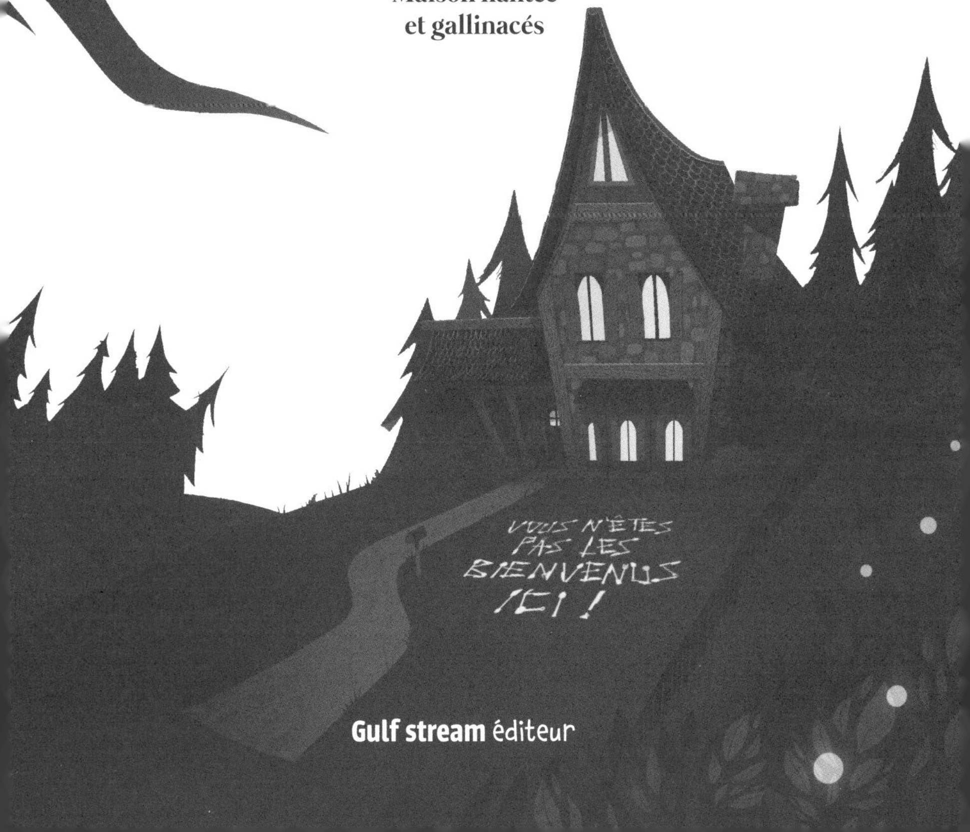

Gulf stream éditeur

I need you to chase these blues away
Without you, I'm a drummer, girl, that can't keep a beat
An ice cream truck on a deserted street
I hope that you're coming to stay[1]

Bruce Springsteen – *Waitin' on a Sunny Day*

Tu l'auras ta maison avec des tuiles bleues
Des croisées d'hortensias, des palmiers plein les cieux
Des hivers crépitants près du chat angora
Et je m'endormirai, tu verras, tu verras
Le devoir accompli, couché tout contre toi
Avec dans mes greniers, mes caves et mes toits
Tous les rêves du monde

Claude Nougaro – *Tu verras*

Chaque jour, il faut s'y faire
Elle revient toujours, la colère
Chaque jour, elle nous effleure
Je crois qu'elle vient de l'intérieur

Chaque jour sur un bout de terre
Elle revient toujours, la colère
Chaque jour, elle nous effleure
Je crois qu'elle vient de la douleur

Gaëtan Roussel – *La Colère*

---

1. Traduction en français :
« J'ai besoin de toi pour chasser ce blues
Sans toi, jeune fille, je suis un batteur qui ne tient pas le rythme
Un marchand de glaces dans une rue déserte
J'espère que tu viens pour rester »

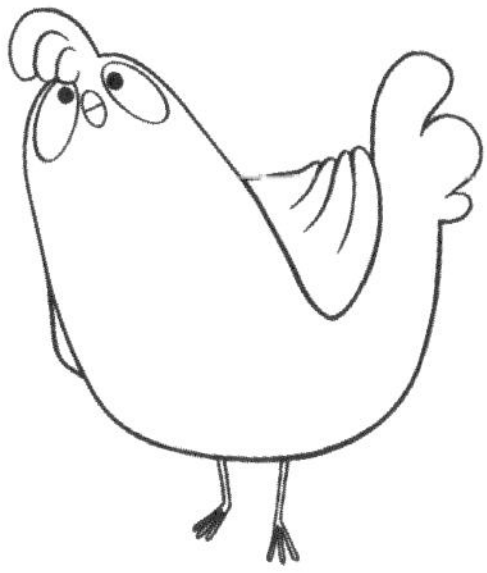

CHAPITRE 1

Victorin Poulet et Mirabelle Poulet

Depuis son plus jeune âge, monsieur Victorin Poulet est d'une ponctualité quasi surnaturelle. Il quitte la banque – où il occupe un haut poste à responsabilités – à 18 h 13 précises. Mais comme tous les vendredis, il a tellement hâte de commencer son week-end qu'il a une légère avance sur l'horaire. Bon, vraiment, une très, très légère avance.

18 h 11 s'affiche en haut du clocher de la petite ville de Claire-la-Jolie.

Quand il sort de son travail, monsieur Victorin Poulet a le cerveau rempli de lignes de comptes et de chiffres. Ça lui fait comme un bourdonnement à l'arrière du crâne, et il lui faudra une bonne heure avant que l'essaim mathématique ne désencombre son esprit.

Enfin libéré de sa semaine, sourire aux lèvres, il s'engouffre dans les rues pavées du centre-ville.

C'est un homme de grande taille. Une carrure de déménageur, le tout étroitement serré dans un costume gris parfaitement coupé. Ses cheveux couleur corbeau sont ramenés en arrière, tapissés de gel. Une barbe tout aussi brune lui mange la moitié du visage.

À cette heure, les trottoirs sont embouteillés de mille passants. Monsieur Victorin Poulet aspire l'air printanier à pleins poumons, porté comme toujours par son indéfectible bonne humeur.

En parvenant au bout de la rue Genevoise, il s'arrête net à l'entrée du pourtour circulaire de la place du Beffroi. Car il vient d'apercevoir sa fille, assise dans le petit square, non loin des jeux pour les tout-petits. Elle est sortie de l'école depuis presque deux heures déjà mais, comme à son habitude, elle traîne et papillonne dans le cœur de Claire-la-Jolie avant de rentrer. Assise sur son cartable, elle fixe l'autre côté de la place, où siège la vitrine de l'animalerie.

Monsieur Victorin Poulet fait un pas en arrière, glisse dans l'angle de rue pour l'observer sans qu'elle le repère.

Car Mirabelle Poulet, qui va sur ses onze ans, a l'interdiction formelle de se trouver à proximité de ce commerce, à la suite d'une opération commando menée tambour battant quelques semaines en arrière. L'objectif ? S'introduire de nuit dans l'animalerie, après avoir fracturé la porte d'entrée du magasin à l'aide d'un pied-de-biche pour en libérer ses occupants. À trois heures du matin, le centre-ville de Claire-la-Jolie s'est transformé en arche de Noé, tout un tas de bestioles en sillonnant les artères.

Chapitre 1

Mirabelle a bien sûr fini par se faire attraper et l'affaire a immanquablement abouti, avec un passage au commissariat, chez le juge pour enfants, où elle a reçu une cinglante remontée de bretelles, avec interdiction de s'approcher à moins de cent mètres de la boutique.

Ainsi, ce vendredi-là, se contente-t-elle de faire le guet en demeurant à distance.

Précisons que depuis l'âge de six ans, Mirabelle Poulet, dès qu'elle en a la possibilité, s'applique à rendre la liberté à tout ce qui porte poils, plumes ou écailles, dans un large rayon autour de leur appartement. Il y a eu de nombreuses victimes humaines dans le voisinage qui, à leur retour du travail, ont retrouvé cages à oiseaux vides, clapiers à cochons d'Inde et hamsters vides, aquariums vides. La fillette n'a pas froid aux yeux, pénètre par effraction chez les gens pendant leur absence, profite d'une fenêtre, d'une porte de jardin qu'on a oublié de verrouiller.

Monsieur Victorin Poulet sourit en glissant trois doigts dans sa grosse barbe. Car même s'ils se sont bien gardés de le lui dire, bonne éducation oblige, sa femme et lui ont tout de même ressenti un certain élan de fierté face aux agissements de leur fille chérie.

Une vraie sauvageonne, se disent-ils entre eux, une terroriste écolo.

Il fait encore un demi-pas de côté pour tâcher de jauger l'éclat de son regard. *Hmmmm,* convient-il, *elle est dans une « bonne phase » en ce moment.*

Il faut dire que Mirabelle Poulet, question moral, est prise dans les loopings d'un manège de montagnes russes. Elle passe par des périodes de folle euphorie au cours desquelles elle déborde de joie et d'enthousiasme.

Cela dure deux, trois semaines, puis soudainement, sans crier gare, elle trébuche dans des phases où, à l'intérieur de sa tête, ce n'est plus qu'une déprimante obscurité.

Monsieur Victorin Poulet finit par quitter son poste d'observation et traverse la place comme si de rien n'était, sans jeter un regard en direction de sa fille.

Trois cents mètres plus loin, au numéro 7 de la rue du Cloître, il s'engouffre dans la montée d'escaliers de leur immeuble et, tout en gravissant les marches quatre à quatre, commence sa transformation. Fini le banquier. Il frictionne sa chevelure avec énergie, en faisant un anarchique bouquet d'épis, et défait sa cravate.

Puis, sans en avoir vraiment conscience – une sorte de geste-réflexe, surtout quand il est sujet à une vive émotion ; et là c'est de la joie à foison ! –, ses doigts viennent pianoter quelques instants l'un des versants de sa tête, là où son oreille droite manque à l'appel. Une malformation congénitale. Ni pavillon ni hélix ni lobe. Juste une cavité, un trou. Monsieur Victorin Poulet n'est pas sujet pour autant à un problème d'audition. C'est seulement qu'il est né avec une seule oreille. Ce qui lui a valu tout au long de sa scolarité un déferlement de quolibets de la part de ses camarades de classe.

« Hey ! De tes deux parents, c'est qui, le poisson ? Ton père ou ta mère ? »

« C'est quand même dingue de s'appeler Poulet et d'avoir des ouïes et des branchies ! »

« Tête de truite, tête de truite, Victorin a une tête de truite ! »

Mais pas une seule fois, au cours de ces années, il ne s'est démonté face aux moqueries de ses pairs.

« Heureusement que j'ai une bonne vue, que je ne suis pas obligé de porter des lunettes, sans quoi elles seraient complètement de traviole », répondait-il avec humour. Ou encore : « Plus tard, vous verrez c'que vous verrez, je serai champion de natation, plongeur en apnée ou scientifique parcourant la Grande Barrière de corail. Je passerai à la télé. On me filmera barbotant avec des dauphins et des baleines. »

Monsieur Victorin Poulet parvient sur le palier de leur logis, plante la clé dans la serrure et, une fois la porte refermée derrière lui, gueule ceci :

— Alors, ma géniale famille ?! Et not' cul, c'est pas du… ?!

Il scande cette phrase à chaque fois qu'il rentre chez lui. Une sorte de tradition, un cri de guerre familial. Même s'il sait qu'aujourd'hui il n'aura aucune réponse, car, à cette heure-ci, les lieux sont vides. Mais il le fait quand même.

Le seul à l'accueillir est un chat répondant au nom de Styx. Le félin est entièrement noir avec le bout des pattes blanc. Ça lui fait comme des chaussettes. Il est paresseusement allongé en boule au sommet d'un petit guéridon dans le salon, et assiste à l'entrée bruyante de l'un des quatre hurluberlus de sa famille humaine. C'est un animal bien singulier, car souffrant d'une incroyable malchance. Pour être honnête, le chat le plus malchanceux de toute la galaxie.

L'appartement qu'ils occupent est plein comme un œuf. Des milliers de choses accumulées au fil des années. Il faudrait faire de la place, mais les membres de la famille Poulet ont bien du mal à se séparer des objets.

Ils auraient besoin du double d'espace, au bas mot. Ils rêvent de faire l'acquisition d'une maison à la campagne, cependant vu les difficultés financières dans lesquelles ils se dépatouillent depuis très longtemps, un changement de vie n'est pas d'actualité. Mais alors pas du tout.

Monsieur Victorin Poulet se débarrasse sans ménagement de son « déguisement » de banquier et, seulement vêtu de son caleçon et de ses chaussettes, dévore sans reprendre son souffle huit Bichocos accompagnés d'un grand verre de lait pour faire descendre le tout.

Il revêt ensuite un short large qui lui bat les cuisses et des baskets, s'empare d'une corde à sauter et se lance dans une série de petits bondissements. Il a toute une myriade de miettes de gâteaux plantées dans sa barbe. Styx le fixe, sans bouger une moustache.

Le père de famille est très vite en sueur, balance la corde à sauter négligemment par-dessus son épaule, enfile des gants de boxe et s'approche, sans cesser de faire des petits bonds, du volumineux sac de sable qu'il a suspendu au plafond, en plein milieu du salon.

Car depuis qu'il est adolescent, monsieur Victorin Poulet organise sa vie autour de toute une liste de lubies, auxquelles il se consacre à chaque fois cœur et âme. C'est juste qu'il en change à peu près tous les deux mois. Il picore dans les activités, mais avec acharnement. Il se donne à fond. Ces dix dernières années, il y a eu l'escalade, le ski nautique, l'assemblage d'immenses puzzles de deux mille pièces, la plomberie, les jeux de plateau, la pelote basque, le saut à l'élastique, l'haltérophilie, la confection de maquettes, l'aviron, le soufflage de verre… Et selon les disciplines, avec plus ou moins de talent et de réussite.

Pour ce qui est de la boxe, dernière passion en date, on ne peut pas dire qu'il soit formidablement doué, mais bon, il attaque avec férocité le lourd sac de sable, tourne autour en cognant les flancs de toutes ses forces. Il respire avec une telle violence que l'on peut envisager une possible syncope au cours du prochain quart d'heure.

Maintenant, monsieur Victorin Poulet mugit à chaque uppercut. Le sac se met à valser sur lui-même. Ce sont des frappes de bûcheron que le barbu lui assène. Les chiffres et les lignes de comptes désertent son cerveau. C'est libérateur ! Ça fait un tel bien !

Le dernier impact est si puissant que le sac part quasi à l'oblique et, dans un large mouvement de balancier, lui revient comme une fusée. Il n'a pas le temps de préparer sa garde en dressant les poings devant son visage. Il est frappé de plein fouet. À moitié assommé, il titube en arrière et finit par s'écrouler dans les profondeurs de la banquette du salon. K.-O. Et au premier round.

Le sac, quant à lui, est reparti en sens inverse et, glissant légèrement sur son axe, à gauche, file en droite ligne vers le poste de vigie du chat. L'instant suivant, félin et guéridon volent dans les airs. Et autant le petit meuble va s'échouer sur le parquet, autant Styx va rebondir contre l'une des vitres avec un miaulement strident.

La fillette se recroqueville sur elle-même quand elle aperçoit son père traverser l'autre côté de la place, mais il garde les yeux fixés droit devant lui et à aucun moment ne tourne la tête dans sa direction. Après la grosse grosse bêtise qu'elle a faite, Mirabelle Poulet n'a plus du tout le droit de traîner du côté de l'animalerie. Mais c'est plus fort qu'elle : elle continue de venir ici de temps en temps. Son regard est rivé vers la grande vitrine où s'entassent tout un tas d'animaux. Si elle s'écoutait, elle prendrait un marteau et ferait voler en éclats le verre de la devanture pour libérer une nouvelle fois tous les occupants de la boutique.

Quand son père disparaît au coin de l'une des rues, elle est saisie, comme cela lui arrive souvent, d'une formidable bouffée d'amour pour le grand barbu. Ça fait pareil avec sa mère et son frère. Mais pour ce qui est du reste de l'humanité… rien du tout, ses semblables la laissent de marbre. Elle aurait même plutôt tendance à détester toutes ces affreuses créatures bipèdes qui détruisent la planète en se croyant supérieures aux autres espèces.

— Allez, fichons le camp de cet endroit maudit, marmonne-t-elle en se remettant debout et en enfilant les bretelles de son cartable.

Elle rajuste la tenue de son élastique au sommet de sa tête, lisse la grande queue-de-cheval qui virevolte entre ses omoplates. Ses cheveux sont aussi noirs que ceux de son père.

Mirabelle Poulet se met ensuite à courir. Elle passe en trombe devant son école.

Il lui reste encore un peu de temps avant de rentrer à la maison alors, toujours au pas de course, elle se dirige vers le parc.

En chemin, elle croise un chien piaffant devant l'entrée d'une supérette. Grand gabarit, au pelage marron. Il tire comme un dingue sur sa laisse, accroché à un montant métallique où l'on range les vélos. Et encore une fois, c'est plus fort qu'elle : Mirabelle Poulet détache la bête, et tous deux s'enfuient, galopant, dans deux directions différentes.

— *Libertad* ! crie-t-elle, victorieuse, en fendant l'air.

Le parc n'a aucun secret pour elle. Elle hante les lieux dès qu'elle a un moment de libre. Une fois la grille franchie, elle retire baskets et chaussettes. Elle aime sentir sous la plante de ses pieds la terre sèche ou humide des dernières pluies, l'herbe douce, griffante ou spongieuse, le gravier piquant des grandes allées. Elle se rue sur chacun des arbres, les enlace tendrement, pose sa joue sur l'écorce chaude.

Beaucoup l'observent avec un sourire en coin, légèrement narquois, mais elle se moque éperdument du regard des autres bipèdes. S'ils savaient, tous autant qu'ils sont, qu'il lui suffit d'être juste à portée de quelqu'un et de renifler deux, trois fois pour sentir avec précision dans quelle émotion il ou elle se trouve. Colère, tristesse, tombé en amour, rancœur, déception, joie…

Mirabelle Poulet est remplie de vie. En tout cas aujourd'hui, et encore demain, et peut-être encore après-demain… Mais pour la suite… Elle sait qu'une nouvelle période de ténèbres reviendra à un moment ou à un autre.

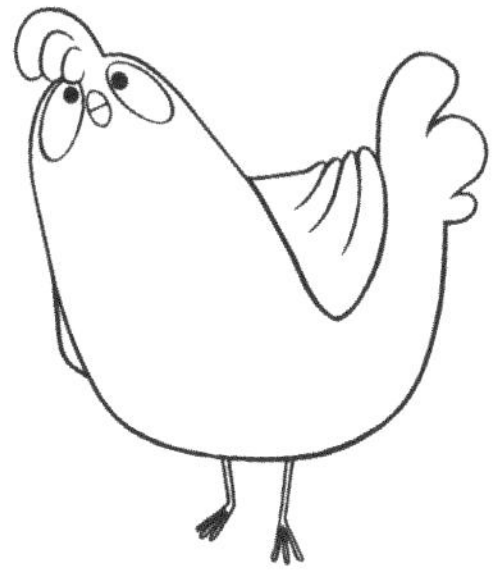

CHAPITRE 2

Domino Poulet et Paul Poulet

Madame Domino Poulet est assise sur la margelle en pierre qui borde l'emplacement des singes capucins. Les petites créatures joueuses, crapahutant à toute allure au sein d'un bouquet d'arbres, font un ramdam de tous les diables dans son dos.

Elle est concentrée sur l'enclos en face d'elle, détaille le comportement d'une meute de loups en griffonnant quelques notes. Le zoo de Claire-la-Jolie vient tout juste de fermer ses portes au public. Les soigneurs s'activent un peu partout, tandis que madame Domino Poulet attend que son fils la rejoigne pour rentrer à l'appartement.

C'est une femme grande et élancée, au port altier. On dirait qu'elle est toujours sur le point de s'asseoir sur un trône pour tenir séance. D'ailleurs, monsieur Victorin Poulet, dont l'amour pour elle est totalement démesuré, l'appelle « ma reine » ou « ma déesse ». Bien que d'origine andalouse, madame Domino Poulet a les cheveux entièrement blancs. D'un blanc neige. Cette décoloration naturelle est arrivée mystérieusement alors qu'elle était encore une jeune femme. Cela contribue à sa prestance, sans compter ses étranges yeux gris qui peuvent vous fixer sans ciller.

Alors qu'elle observe les loups se déplacer de long en large, madame Domino Poulet lâche plusieurs soupirs résignés. Elle se sent d'humeur morose depuis quelques mois. Voilà un sacré nombre d'années maintenant qu'elle travaille comme éthologue[1] et vétérinaire dans ce zoo, et elle en a plus qu'assez de s'occuper d'animaux en cage.

Au début de sa carrière, elle a beaucoup voyagé, en Afrique et en Asie – monsieur Victorin Poulet la rejoignait à l'autre bout du monde sur de courts séjours –, pour étudier le comportement des bêtes dans leur milieu naturel. Elle est de plus en plus nostalgique de cette époque. Ici, dans ce travail, dans cet appartement du centre-ville, elle se sent à l'étroit. Elle rêve de campagne, d'une ferme remplie d'animaux, afin d'y mener une nouvelle thèse[2].

Mais voilà, son beau-père, monsieur Réginald Poulet, était un escroc notoire qui avait contracté mille et une dettes. Décédé subitement dans un accident de la route – alors que Victorin était encore un bébé –, et divorcé peu avant de madame Aglaé Poulet, les créances étaient revenues comme un boomerang à la majorité de l'enfant unique.

Alors quitter son poste pour se lancer dans sa thèse signifierait renoncer à son salaire, et le ménage Poulet ne

1. Spécialiste en étude du comportement des espèces animales.

2. Travaux de recherches.

pouvait pas, et de loin, se permettre de vivre seulement sur celui de Victorin.

La vétérinaire est encore perdue dans ses pensées quand son ado de fils vient s'asseoir lourdement à côté d'elle, en laissant tomber son énorme sac de cours à ses pieds, comme s'il terminait une randonnée.

— Salut, m'man, grogne-t-il en lui posant une bise molle sur la joue.

Paul Poulet a tout juste quinze ans, des cheveux châtains en pétard, les mêmes yeux gris que sa mère et une constellation de boutons d'acné sur le visage. Toujours un peu dépenaillé, flottant dans son éternel survêtement, il entrera au lycée en septembre prochain.

— Tu fais une tête de zombie, commente-t-il en la dévisageant avec un sourire.

Madame Domino Poulet pointe le grillage en face.

— Sais-tu jusqu'à quelle surface peut s'étendre le territoire d'une meute de loups ? Six mille kilomètres carrés… alors autant te dire que ceux-là ont un horizon plus qu'étriqué. Et ce simple constat me désole.

— Six mille kilomètres carrés ?!

Paul Poulet siffle entre ses dents.

— Eh ben… je savais pas…

Mais sa mère vient de basculer quelque part à l'intérieur de son esprit.

Cela lui arrive parfois, et depuis toute petite. Son regard s'immobilise complètement, flotte dans le vide. Des absences qui peuvent durer une poignée de secondes comme une minute entière. Et madame Domino Poulet affirme que dans ces moments-là, elle entend clairement dans sa tête ce que pensent les animaux.

Quand elle revient à elle, Paul Poulet lui frotte gentiment l'épaule.

— Hé, m'man ! s'esclaffe-t-il. T'es une nouvelle fois partie et revenue ! Qu'est-ce que t'as entendu c'coup-ci ? Les loups t'ont donné des nouvelles du Chaperon rouge ?

— Non, ils ont juste dit : « Trop petit ici, trop petit ici… »

Paul Poulet se rembrunit aussitôt.

— Des fois, j'me dis que je suis le mouton noir de la famille.

Sa mère hausse les sourcils.

— Que me chantes-tu là ?

— Ben, vous avez chacun une spécificité : toi, t'as tes absences. Mira devine ce que ressentent les gens. Papa a une passion débordante pour toute une foule d'activités…

Paul fronce les sourcils, puis affiche un grand sourire, avant de décréter :

—Non, rectifie-t-il : en fait, je pense que son don véritable, c'est son optimisme en béton armé.

Domino Poulet laisse échapper un petit rire. Paul se rembrunit légèrement en finissant sa phrase :

— … et moi, ben rien, que dalle. Je suis tellement normal que c'en est consternant.

Sa mère lui offre un chaleureux sourire.

— Tu collectionnes tout un tas de choses…

— Tu parles ! J'entasse plus que je collectionne… et je n'arrive à rien jeter. Ce n'est pas du tout un don, figure-toi, mais un trouble. Je l'ai entendu l'autre jour à la télé. Ils appellent ça la « syllogomanie » !

Chapitre 2

Oui, car, de tous les membres de la famille, c'est bien Paul qui stocke le plus : à vrai dire, des montagnes d'objets.

Mais le garçon retrouve vite le sourire. Il tient de son père un naturel plutôt positif et enthousiaste.

— Bon, faut reconnaître qu'avec les yeux que tu m'as fabriqués, j'ai pas mal de succès avec les filles. Ça compense mon visage qui ressemble à une calculette… Même si je continue de penser que l'amour c'est de la bêtise, seulement pour remplir les romans et les chansons débiles, j'dois dire que c'est plutôt agréable de se faire mater dans la cour du bahut…

Il passe une main dans sa chevelure sens dessus dessous.

— Fallait que je te dise aussi, depuis quelque temps, j'ai l'étrange sensation d'être épié, suivi. Ça ne m'avait jamais fait ça avant. Une présence… je sais pas… et même la nuit. Je me réveille en sursaut, certain qu'il y a quelqu'un dans ma chambre qui me regarde dormir. Je dois devenir marteau. Ça va être ça alors, mon don : parano et plein d'hallus…

Madame Domino Poulet lui attrape le menton.

— Peut-être as-tu, sans le savoir encore, des dons médiumniques. Que tu vois les morts !

— Ce serait d'une coolitude absolue, ment-il.

Il frissonne. Sa mère ne croit pas si bien dire, car ce qu'il ne lui confie pas, c'est que la semaine dernière, alors qu'il se trouvait au cinéma avec ses copains, la sensation d'une présence a été encore plus forte que d'habitude. Il s'est discrètement retourné et a vu une vague silhouette dans le fond de la salle obscure. Blanche, diaphane, vaporeuse. La forme était trop floue pour qu'il puisse discerner des traits, mais un froid glacial l'a parcouru. Et avant qu'il ait pu alerter ses amis, l'apparition avait disparu dans les ténèbres.

Un peu plus tard, alors que le film arrivait dans son dernier quart, il a entendu une voix féminine, clairement, lui chuchoter quelques vers à l'oreille. Il s'est de nouveau retourné. Mais évidemment : personne. Par contre, les mots, presque fredonnés, se sont imprimés dans sa mémoire :

« *Sans toi, je travaille sous la pluie qui tombe*
Je suis un moins que rien dans un trou minable
J'ai besoin de toi pour chasser ce blues
Sans toi je suis une batteuse qui ne tient pas le rythme
Un marchand de glaces dans une rue déserte
J'espère que tu viens pour rester »

Il est allé écouter la chanson sur Internet et a remarqué que « la voix » avait modifié le quatrième vers, le mettant au féminin.

Et puis il y a eu aussi cette étrange sensation en sortant du cinéma. Il s'est senti vide, comme si on lui avait pompé les émotions, les ressentis dont il est traversé quand il est plongé dans un film qui lui plaît.

Madame Domino Poulet s'est relevée et empoigne sa grosse sacoche médicale.

— Haut les cœurs, mon fils, dit-elle. Avec la soirée pourrie qui nous attend…

Paul Poulet lève les yeux au ciel.

— Oh nooonnn ! J'avais complètement oublié. On est le dernier vendredi du mois…

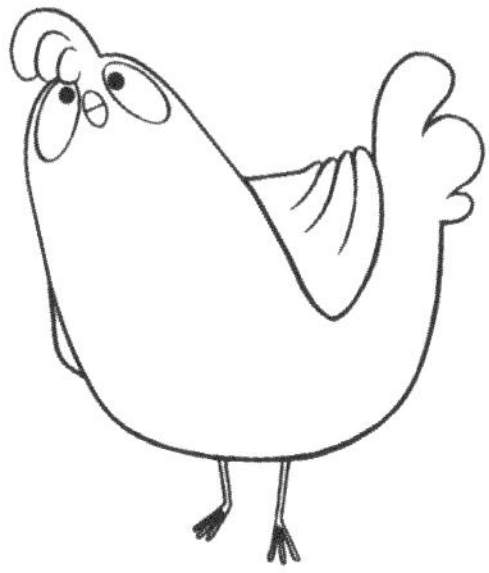

CHAPITRE 3

Aglaé Poulet

— Alors, ma géniale famille ?! Et not' cul, c'est pas du… ?! clame Victorin après avoir refermé derrière lui la porte de l'appartement.

Et dans la seconde, la réponse vient des trois membres du clan, comme un cri de ralliement :

— POULET !

— Quelle imbécillité que de hurler ça à chaque fois que tu rentres chez toi, mon fils… grogne une petite dame qui l'accompagne, toute fripée et toute ratatinée.

Difficile d'imaginer comment une si frêle et minuscule personne a pu donner le jour à un grand costaud comme Victorin.

Ce dernier a fait un saut en voiture pour aller chercher sa génitrice à la maison de retraite. La tribu Poulet est donc au complet pour le fameux dîner mensuel.

— … et dire que je fais l'effort, une fois par mois,

de venir vous voir pour vous faire plaisir, ajoute madame Aglaé Poulet, d'une voix pleine de fiel.

Ses yeux bleus lancent des éclairs. Elle a toujours le front plissé et la langue venimeuse. La moitié du visage dissimulée derrière un masque chirurgical qu'elle ne quitte jamais depuis la pandémie, de jour comme de nuit. C'est une femme au cœur sec, et son gaillard barbu de fils, doux et toujours de bonne humeur, dressé telle une montagne à côté d'elle, danse d'un pied sur l'autre. La simple présence de sa mère le met mal à l'aise. Nerveux, il n'a de cesse de tapoter des doigts les contours de l'orifice de son oreille absente.

Mais bon, il faut faire l'effort ; c'est seulement un repas par mois.

Ils ne traînent pas pour se mettre à table, tandis que par les fenêtres ouvertes se déverse la lumière tamisée du crépuscule. Styx est assis sur le rebord de l'une d'elles et suit d'un regard intensif les déplacements d'une mouche contre la vitre.

Victorin a cuisiné une soupe aux vermicelles, accompagnée de tranches de pain grillées tartinées d'une purée d'avocats.

— C'est délicieux, papa, lance Mirabelle.

— Si c'est pas consternant, décrète quant à elle madame Aglaé Poulet, de porter un nom de famille comme le nôtre et d'être végétariens…

Chaque fois qu'elle parle, c'est pour balancer un missile.

Elle tourne son regard en acier vers son fils.

— Après avoir divorcé de ton escroc de père, avant qu'il ne se tue, j'aurais pu reprendre mon nom de jeune fille, ajoute-t-elle, mais bon… Mademoiselle Têtard, c'était pas bien folichon non plus…

Même pour manger, elle conserve son masque. La tête au-dessus de son bol, elle le baisse sur le bout de son menton, le temps de prendre une bouchée, le remet pendant qu'elle mâche.

— Dites-moi, belle-maman, comment ça se passe pour vous à la maison de retraite ? s'aventure courageusement Domino.

— Ma chère, cela fait au bas mot deux décennies que cette appellation n'est plus utilisée. On dit EHPAD désormais.

— Oui, c'est vrai, intervient Paul en lançant un clin d'œil complice à sa mère. Établissement d'hébergement pour personnes âgées dépendantes.

— Moi je dis que c'est Établissement d'hébergement pour personnes attardées ou démentes, rétorque madame Aglaé Poulet. Voilà c'que j'dis… et pour répondre à votre question, ma très chère bru, depuis le passage de la pandémie, cela va de soi qu'avec tous ceux qui ont rejoint le cimetière, on se marche moins les uns sur les autres.

Évidemment, la dame, comme au sein de sa famille, est tout autant crainte que détestée par tous les résidents et le personnel de l'EHPAD.

Entre deux bouchées de tartine qu'elle mastique avec une lenteur exaspérante, elle n'a de cesse de les fixer les uns après les autres. Même Styx avec son obsession de la mouche est dans sa ligne de mire.

— Ma petite Mirabelle, j'espère que tu n'es pas retournée faire des pitreries à l'animalerie du centre-ville… Et dire qu'il y a même eu plusieurs articles dans le journal. Ça a dû coûter encore de l'argent à tes pauvres parents, cette affaire. Ils n'avaient pas besoin de ça, avec toutes les dettes que leur a gentiment laissées mon crétin d'ex-mari.

— Tranquilise-toi, je vais soigneusement éviter l'animalerie… mais il y a mille autres façons de continuer ma guerre contre ces idiots de bipèdes.

— Oh mais je suis tranquille, je suis tranquille… Et vous, Domino, toujours à vous morfondre dans ce pitoyable zoo, à regarder ces pauvres bêtes tourner en rond dans leur cage ? Et dire que vous avez été habituée par le passé à parcourir en toute liberté les immenses plaines d'Afrique.

— Vous m'avez fait l'exacte même réflexion le mois dernier. Et je vous renvoie l'exacte même réponse : Le poste que j'occupe au « centre pénitentiaire pour animaux » me satisfait toujours autant, soyez tranquille.

— Mais je suis tranquille, je suis tranquille… Et toi, Paul, maintenant que tu as vraiment du poil au menton, comment va la vie ? Bon, c'est bien que la barbe vienne… cela permettra de cacher tous ces vilains boutons. Tu continues de collectionner tout et n'importe quoi ?

— En effet, mamie, tout et n'importe quoi. Ça me passionne.

Paul est sans doute le seul à prendre les propos acides de sa grand-mère au dernier degré. Il s'en moque, ça lui glisse dessus.

Styx vient de faire un bond prodigieux pour tâcher de gober la mouche, sans succès. Il retombe sur la tranche du rebord de fenêtre et, pendant quelques secondes, chancelant dans un équilibre plus que précaire, est près de basculer dans le vide côté rue. Il parvient à se rétablir, mais l'une de ses pattes glisse côté salon, et il vient ainsi s'écraser sans la moindre grâce sur le tapis, en crachant un miaulement aigu.

— Et ce lourdaud de chat... qui n'est même pas capable d'attraper sa propre queue, hein ? A-t-on déjà vu, dans le monde félin, si...

Mais madame Aglaé Poulet ne finit pas sa phrase. Dans la seconde qui suit le « félin, si » prononcé, sa tête s'abat d'un coup d'un seul dans son bol, faisant gicler une vague de soupe sur la nappe.

Une longue minute de silence s'ensuit, où chacun reste paralysé, complètement sidéré.

Paul doit cligner des yeux plusieurs fois, car il pense détecter, s'échappant par le haut du crâne de la vieille dame, un léger filet quasi translucide, comme une bouffée de fumée brillante, d'une texture semblable à celle de la silhouette qu'il a vue dans la salle de cinéma. Une hallucination ? La manifestation disparaît aussi vite qu'elle est apparue. Troublé, il cligne une nouvelle fois des yeux, tandis que Victorin parvient enfin à articuler un « maman ? » plaintif et déconcerté.

Mais la tête de madame Aglaé Poulet, inerte, avec masque, regard et nez, immergée dans les vermicelles, ne bouge pas d'un iota.

Une heure plus tard, alors que la nuit s'est installée, le Samu, clignotant de mille feux, s'est garé en bas de l'immeuble. Les voisins sont tous perchés à leur fenêtre, et trois pompiers, accompagnés de deux représentants des pompes funèbres, œuvrent dans le salon de l'appartement de la famille Poulet.

Victorin pleure à si gros bouillons que son énorme barbe est trempée de larmes. On vient de refermer le zip d'un sac de la forme d'un sarcophage sur les traits fripés de la vieille dame. Avant, il a fallu sortir Styx qui s'était réfugié au fond du sac, pelotonné entre les pieds encore tièdes du cadavre.

« Arrêt cardiaque fulgurant », a-t-on inscrit dans la paperasse, avec l'heure exacte du décès.

Une fois qu'ils ont embarqué le corps et que tout le monde est parti, Domino saisit Victorin par le cou, attire sa grosse tête contre la sienne. Le noir de sa barbe se colle au blanc des cheveux de sa femme. Ça fait comme le yin et le yang.

— Qu'est-ce que tu aurais envie de faire, mon Vic, maintenant ? Une balade à pied dans Claire-la-Jolie pour t'aérer les idées ? Un jeu de société tous les quatre ?

Il a un pâle sourire, réfléchit quelques instants.

— Je sais ce qui me ferait du bien, ma reine. Accordons nos instruments.

Car la famille Poulet est également une famille de musiciens et, par-dessus tout, ils aiment jouer ensemble.

Chacun s'équipe. Paul sa guitare, Mirabelle son violon, Victorin sa trompette et Domino sa contrebasse.

Ils font cercle au milieu du salon.

— Je propose quelque chose de léger, annonce le père. De la pop !

Et l'heure suivante, l'immeuble dans son entier résonne de tout un tas de chouettes vibrations.

Quand le dernier titre se termine, les voisins, de nouveau aux fenêtres, applaudissent à tout rompre.

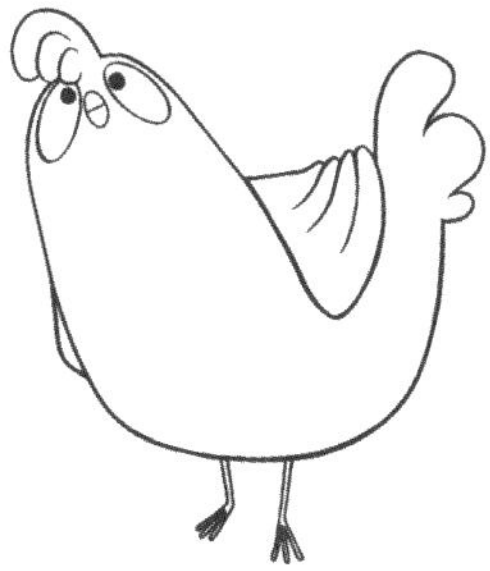

CHAPITRE 4

La plus belle et la plus adorable des mamans

Une pluie fine tombe sur le cimetière de Claire-la-Jolie. Météo parfaite pour un enterrement.

La famille Poulet s'est regroupée sous un bouquet de parapluies et écoute en silence le discours du prêtre, qui déclare que madame Aglaé Poulet était une personne absolument délicieuse, douce, toujours bienveillante avec son prochain et que, dès lors, elle gambade dans les plaines ensoleillées du paradis.

Tout un ramassis de fadaises qui pousse Domino à serrer les dents, car un fou rire est en train de la gagner.

Eh bien si c'est le cas, pense-t-elle, *vous n'allez pas rigoler tous les jours, vous, les gens du paradis...*

Elle reste collée contre son mari, dont les yeux continuent de déverser des ruisseaux de larmes, jusqu'à en détremper une nouvelle fois sa barbe. Mirabelle hume discrètement dans le dos de son père. Elle sent chez lui une grande tristesse mais aussi un profond soulagement. Car quand même, en étant honnête, le voilà débarrassé de son monstre de mère. Si Victorin sanglote, les trois autres, par contre, ont les yeux aussi secs que le désert de Gobi.

En plus du clan Poulet, la seule personne à avoir fait le déplacement est madame Ursula Vanille, une pensionnaire de l'EHPAD. Si vieille qu'on croit se trouver en présence d'une momie. Elle est accrochée à son déambulateur et pousse des petits gémissements tristes. Quand on sait que c'est la personne qu'Aglaé malmenait le plus, on se dit que l'humain est parfois l'espèce la plus étrange qui soit. Le souffre-douleur est venu rendre un dernier hommage à son bourreau. À moins qu'elle ne se soit déplacée, justement, pour savourer la mise en terre du tyran.

Pour couronner le tout, madame Aglaé Poulet a laissé un message glissé dans une enveloppe à l'attention de son fils, que l'on a retrouvée dans le tiroir de sa table de nuit :

À mon trépas,
je souhaite garder mon masque
une fois qu'on m'aura mise dans le cercueil.
Et surtout pas de chichis, de chansons, de textes lus
ou je ne sais encore quelles autres poésies à la noix…

Inscris sur ma tombe :
« À LA PLUS BELLE ET LA PLUS ADORABLE
DES MAMANS »,
et cela suffira amplement.

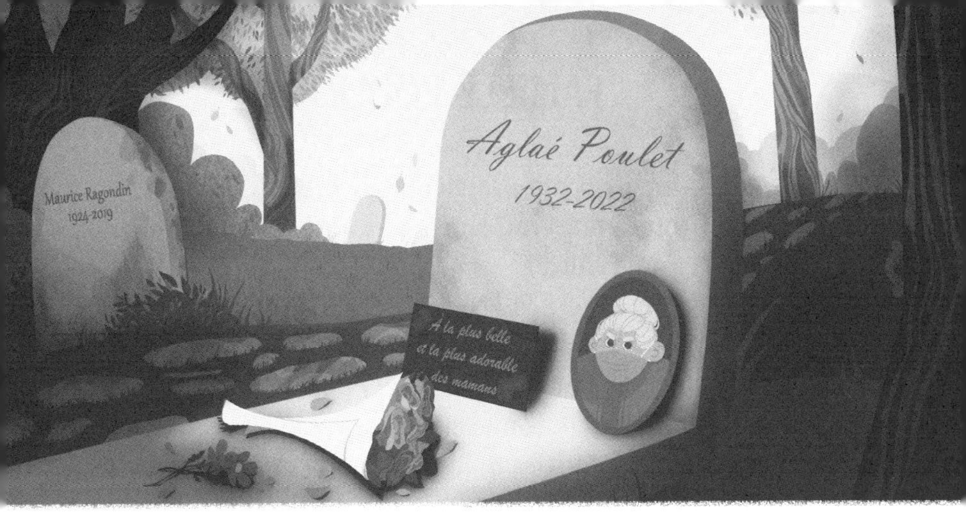

Le soir-même, Paul est assis sur le rebord de la fenêtre de l'appartement. Il gratte distraitement sa guitare, le regard perdu au loin, par-delà les toits de Claire-la-Jolie, quand il se fige soudain.

Il reste complètement hébété car, une ou deux rues plus loin, vient d'apparaître une étrange colonne de lumière. Elle est parcourue sur toute sa longueur de petites particules argentées. De là où il se trouve, difficile d'évaluer sa largeur. Trois ou quatre mètres, estime-t-il, peut-être plus. La colonne monte très haut, jusqu'à se perdre, se diluer dans la voûte étoilée du ciel.

Puis Victorin vient balancer un coup de trompette pour annoncer que le souper est prêt.

Il quitte son poste un peu à contre-cœur et ne parle à personne de l'étonnante manifestation.

Et quand il revient coller le bout de son nez contre la vitre, une fois le repas terminé, la colonne a disparu.

Deux semaines ont passé et les membres de la famille Poulet sont de nouveau sujets aux soubresauts de leur existence tranquille.

Victorin a arrêté la boxe, revendu sur Internet sac de sable, gants et corde à sauter pour se lancer à cœur perdu dans une nouvelle passion : la poterie. Il a acheté un tour et un four, façonne la glaise avec joie, produit des articles de vaisselle dès qu'il a un moment de libre. Des saladiers tordus, des pichets d'eau tordus, des bols tordus, des bougeoirs tordus…

Paul n'a jamais revu de colonne de lumière et, même s'il n'a pas non plus aperçu de nouveau la silhouette blanche et vaporeuse, il continue de sentir une présence. Il en est certain, quelqu'un, ou *quelque chose*, n'a de cesse de l'épier, de le suivre.

De son côté, Domino a de plus en plus de mal à donner le change au travail. Ses collègues la questionnent parfois, car ils se rendent bien compte qu'elle a perdu toute motivation, qu'elle n'a plus goût à son métier.

Quant à Mirabelle, dès le lendemain de la sépulture d'Aglaé, elle a replongé dans l'une de ses phases d'insondable tristesse.

Un mardi, Victorin a pris sa matinée pour se rendre chez le notaire. Monsieur Benoît Fanfreluche est un homme tout maigre au regard inexpressif, sans un poil sur le caillou, mais pourvu d'une colossale moustache. Il se tient tout droit, tout raide, les doigts pianotant le dossier qui renferme le testament de madame Aglaé Poulet. Assis en face de lui, Victorin est détendu, presque avachi dans son fauteuil. Il sait que cette rencontre est juste une formalité. Il n'y aura aucune surprise, sa mère était sans le sou, à peine une petite retraite complétée par les aides sociales pour payer son séjour à l'EHPAD, et quelques affaires personnelles à trier.

— Allons bon, décrète monsieur Benoît Fanfreluche d'une voix mécanique, j'espère que vous avez du temps devant vous…

Il ouvre la pochette. Victorin se redresse, curieux, les sourcils froncés, car il s'avère que le document est un sacré pavé.

— … nous en aurons pour trois bonnes heures à éplucher tout ça, poursuit le notable. Il y a au total cinq cent quarante-sept paragraphes. Alors… voyons voir… Donc : en page 1, paragraphe 1…

Ensuite, pendant une poignée de jours, Victorin Poulet, qui pourtant ne tient déjà pas beaucoup en place, est dans un état d'agitation tel que Domino commence à s'inquiéter. Mais il assure que tout va pour le mieux dans le meilleur des mondes, le regard pétillant, le corps agité d'une légère vibration.

Il en a perdu le sommeil et passe ses nuits devant son tour, à malaxer la terre. De ces heures d'insomnie naissent des plats à tarte tordus, des plats à gâteau tordus, plus volumineux que des bassines.

Le mardi suivant, alors qu'ils viennent de sortir de table, il glisse discrètement à l'oreille de Paul :

— Demain je n'irai pas à la banque, j'ai pris ma journée. Sèche les cours, j'ai besoin de toi, je te fais un mot d'excuse…

Et Paul, dévoré par la curiosité, a beau le questionner dans tous les sens, Victorin refuse de lui divulguer la moindre information, se contentant de le dévisager avec un petit sourire en coin, et d'ajouter :

— Mon garçon, on a du pain sur la planche.

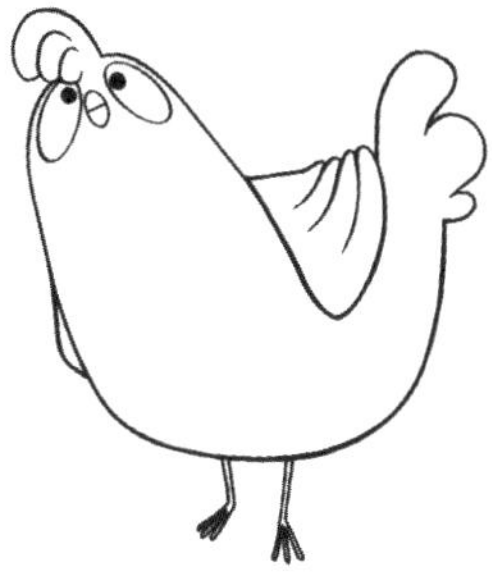

CHAPITRE 5

Palmiers et tuiles bleues

— ALORS, MA GÉNIALE FAMILLE ?! ET NOT' CUL, C'EST PAS DU… ?!

Domino et Mirabelle sursautent de concert, car ce mercredi-là, autour de 18 heures, ce n'est pas un cri de guerre familial, mais bien un hurlement entonné par le père et le fils.

Prises de court, légèrement sonnées par cette entrée fracassante, en guise de réponse, elles se limitent à un simple chuchotement :

— Poulet…

Victorin annonce :

— Haut conseil de famille autour de la table ronde. Immédiatement.

Cinq minutes plus tard, les voilà tous les quatre assis, tandis que Styx enchaîne des sauts de kangourou au milieu du salon pour tenter d'attraper une guêpe vrombissante. Mais personne ne semble remarquer les cavalcades bruyantes du chat, car tous sont suspendus aux lèvres de Victorin.

— J'ai toujours su que maman était une petite cachottière, mais là… j'ai été scotché. Des comptes, des comptes, et encore des comptes, à foison, et remplis à ras bord !

Il peine à maîtriser son excitation. On dirait un enfant s'éjectant de son lit au matin de Noël.

Domino a bien du mal à le croire. Elle est toute pâle et demande du bout des lèvres, comme s'il y avait danger à poser cette question :

— Beau… beaucoup ?

Son Vic a les mains qui tremblent légèrement.

— On n'est pas millionnaires non plus, mais il y a assez pour rembourser l'intégralité des dettes de mon père et faire un emprunt pour l'achat d'une maison !

Les traits de Victorin s'assombrissent quelque peu.

— Et dire que ma mère était pleine aux as et nous a laissés dans la mouise…

Mais son sourire revient dans la seconde suivante. Un sourire magnifique.

— Bon, je disais donc : faire un emprunt pour l'achat d'une maison… D'autant que…

Il tourne la tête vers Paul, lui fait un clin d'œil.

— D'autant que nous avons déjà signé aujourd'hui le compromis de vente ! annonce le jeune homme, fier comme un paon.

Mirabelle pousse un cri de triomphe en levant les bras au ciel. Quant à Domino, elle a l'impression qu'un pan de muraille vient de lui tomber sur la tête.

Chapitre 5

— Tu… tu veux dire, balbutie-t-elle en dévisageant son mari avec des yeux ronds, que tu as choisi et acheté une maison sans me consulter ?

Victorin se lève, tend une main au-dessus de la table, passe ses doigts dans la chevelure neige de sa femme, usant d'une infinie délicatesse.

— Je voulais te faire une surprise, ma reine… Et puis, rassure-toi, ce n'est qu'un compromis de vente. Si la maison ne te plaît pas, nous pouvons encore nous rétracter, en chercher une autre… Mais je suis prêt à me raser la barbe si nous avons fait le mauvais choix.

Paul trépigne. Il a envie de leur révéler comment les choses se sont réellement passées, mais il se retient.

Car père et fils ont écumé toute la matinée les agences immobilières de Claire-la-Jolie. On leur a présenté des photos de centaines de bâtiments, et une bonne dizaine d'annonces leur plaisaient, mais Paul est resté soudainement paralysé devant une série de clichés, car la voix féminine qui s'était déjà glissée dans son oreille au cinéma s'est fait de nouveau clairement entendre, lui fredonnant une nouvelle chanson, cette fois-ci en français :

Tu l'auras ta maison avec des tuiles bleues
Des croisées d'hortensias, des palmiers plein les cieux
Des hivers crépitants près du chat angora
Et je m'endormirai, tu verras, tu verras
Le devoir accompli, couché tout contre toi
Avec dans mes greniers, mes caves et mes toits
Tous les rêves du monde

Et la maison qu'on leur présentait, là juste sous leur nez, avait un large toit fait de tuiles bleues, avec non loin de l'entrée principale, trois palmiers au tronc épais qui courbaient la tête.

Paul s'est aussitôt enflammé.

— C'est celle-là, papa ! C'est celle-là qu'il nous faut ! a-t-il crié dans l'agence, si fort que la dame, surprise, en a perdu lunettes et stylo.

Alors que Domino commence tout juste à enregistrer les déclarations de son mari, Mirabelle saute sur les genoux de son père, plante son nez dans sa barbe. En quelques minutes à peine, elle est sortie, comme éjectée, de sa phase de ténèbres.

— Oh, papa, dis-moi que la maison se trouve en pleine nature ! Dis-le !

— Parfaitement ! Sur les hauteurs de Claire-la-Jolie. Dans un petit hameau. Au milieu de pâturages, en bordure d'une forêt.

— Raaaaah, exulte-t-elle, fini cet affreux centre-ville ! Et plus besoin d'aller me réfugier dans le parc ! Oh, papa, si tu savais comme je suis…

Mais elle est interrompue par la sonnerie de l'interphone.

— Qui peut bien nous rendre visite à cette heure-ci ? demande-t-elle en se levant pour aller ouvrir.

En chemin, elle marche sur la queue du chat, toujours en chasse de la guêpe. Styx pousse un miaulement aigu de douleur, avant de se retourner et de feuler contre sa maîtresse. Mirabelle s'excuse auprès du félin en lui grattant l'arrière des oreilles, avant d'aller décrocher le combiné à l'entrée.

Chapitre 5

Victorin tend le doigt en l'air.

— C'est la commande que j'ai passée chez le traiteur.

— Le traiteur ? s'étonne Domino.

— Tout un tas de petits-fours et du champagne à gogo, et ce pour une trentaine de personnes.

Son épouse en a la mâchoire qui tombe.

— Mais, Vic, pour *quelles* personnes ?

— Ben tous nos voisins, pardi. Il faut bien fêter notre départ en grande pompe, que diable ! Nous sommes passés avec Paul frapper à toutes les portes pour les prévenir.

D'un air très sérieux, il consulte sa montre, avant de décréter :

— Ils arrivent à 19 h 15, précisément. Soit dans tout juste vingt-sept minutes...

Il enjoint Paul à sortir son téléphone portable.

— Pile le temps nécessaire pour vous montrer les photos de notre nouvelle demeure.

Pendant que le garçon explore les entrailles de son mobile, Victorin saisit « sa déesse » par les épaules et la serre contre son large torse.

— Alors, tu es heureuse ? D'autant qu'avec toutes les économies que nous avons maintenant, tu vas également pouvoir quitter ton poste au zoo et réaliser ton projet, écrire ta thèse. Tu vas voir : l'endroit que nous avons choisi va s'y prêter à merveille.

— Heureuse, ce sera sans doute pour un peu plus tard... Pour l'instant je suis juste sous le choc.

Et c'est sans doute dû à un trop-plein d'émotions, que Domino trébuche dans une nouvelle absence. Les bras lui en tombent, son regard, devenu inerte, fixe le vide. Et cela dure pendant plus de trois minutes.

— Houlà, maman a complètement buggé, commente Paul après un éclat de rire. Doit tourner comme un satellite, quelque part autour de la Terre.

Durant son absence, Domino entend dans sa tête les lamentations de douleur de Styx qui, après qu'on lui a aplati la queue, vient de se faire éperonner la truffe par la guêpe.

Ce soir-là, au 7 de la rue du Cloître a lieu une nouba d'enfer. Pendant plusieurs heures, Mirabelle renifle avec délice la joie et l'enthousiasme générés par les invités présents.

Deux événements surviennent, pas assez importants pour perturber la fête :

Le museau de Styx a doublé de volume. Domino a réussi a retiré le dard, avant de lui passer sur la plaie de la lotion antiseptique. Puis, en s'approchant d'un peu trop près des grands seaux à glace où l'on a glissé les bouteilles de champagne, le félin chute dans l'un d'eux. Il en ressort transi et frigorifié.

Paul, alors qu'il gratte comme un dingue les cordes de sa guitare – car forcément, les festivités se terminent par un concert de la famille Poulet –, aperçoit, noyée dans la foule, brillant et flottant entre deux convives, la silhouette blanche et diaphane.

Et cette fois, l'apparition affiche beaucoup plus de détails. C'est une jeune fille, presque transparente, à peu près du même âge que lui. Des cheveux longs et ondulés tombent en cascade sur ses épaules. Et avec un sourire mutin, intensément, elle le dévisage.

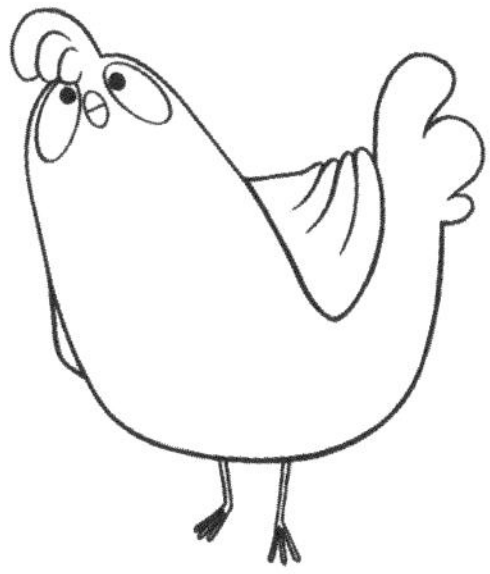

CHAPITRE 6

Trois drôles de phrases

Le jour J est enfin arrivé.

Ils ont visité la maison à trois reprises avant de signer l'acte de vente et, évidemment, Domino et Mirabelle ont adoré l'endroit.

Les voilà donc confinés dans la toute petite voiture rouge familiale. Victorin déteste conduire. C'est donc « sa déesse » qui est au volant. Dès qu'ils se retrouvent tous les quatre enfermés dans l'étroit habitacle, il a coutume de dire :

— Voilà des poulets bien serrés dans une boîte à sardines !

D'une main, Victorin fourrage ses gros doigts dans sa barbe. De l'autre, il caresse un Styx stressé. C'est connu, les chats détestent les trajets en voiture. L'animal miaule en continu, tandis qu'ils quittent le centre-ville de Claire-la-Jolie pour gravir les collines dentelées.

Les fenêtres sont grandes ouvertes et Mirabelle respire à pleins poumons autant l'air qui vient du dehors que les effluves de joie et d'excitation qui emplissent le véhicule.

Ils franchissent un pont avec la voie ferrée en contrebas, puis longent des pâturages immenses agrémentés de tout un tas de bosquets d'arbres.

Paul tapote l'épaule de sa sœur et ironise gentiment :

— C'est plus que les dix arbres du parc qu'il va te falloir embrasser maintenant… mais bien des forêts entières. Ça va te prendre un temps fou.

La route longe ensuite une vaste mare, hirsute de joncs et tapissée de nénuphars. Par dizaines, des poules d'eau s'égayent sur sa surface.

Ils ont l'impression d'être les seuls humains au monde. Après, c'est une série de virages en lacet qui vont grimpant jusqu'au sommet de la colline. De part et d'autre, quelques vaches isolées ou en groupes. Le petit bourg où siège leur nouvelle demeure se situe là-haut.

Les deux camions de déménagement sont partis en éclaireurs, un peu plus tôt dans la matinée. Les gars ont les clés et ont dû commencer à décharger le bazar Poulet. En vidant l'appartement, il a fallu faire du tri, un ballet d'allers-retours à la déchetterie. Et jeter n'a été facile pour personne, surtout pas pour Paul, qui était même sujet à des crises d'angoisse quand il a fallu balancer à la benne tout un tas d'objets chéris parfaitement inutiles.

Mirabelle se penche en avant et entoure de ses bras frêles les épaules de sa mère.

— Dis-moi, maman, c'est quoi, au fait, le sujet de ta thèse ?

Chapitre 6

Sans quitter la route des yeux, Domino lui répond avec un large sourire :

— Oh, je n'ai pas encore l'intitulé précis, mais j'aimerais étudier comment tous les animaux de la ferme pourraient vivre ensemble, complètement mélangés – poules, canards, chèvres, oies, vaches, cochons, brebis… – sans les regrouper ni les parquer par espèces, et analyser leurs interactions. Depuis des siècles, l'homme n'a de cesse de compartimenter les êtres et, moi, je veux étudier ce qu'il advient, quelles sont les conséquences, autant groupales qu'individuelles, éthologiquement parlant je veux dire, si l'on supprime les lignes de territorialité, les fondements même de …

Mais la vétérinaire ne termine pas sa phrase, car la voiture vient de bondir en avant, passant de 55 à 75 km/h en seulement quelques secondes.

La famille Poulet pousse un cri à l'unisson, Styx un miaulement de lion. Puis le félin, saisi d'un foudroyant vent de panique, vient planter l'intégralité de ses griffes dans l'abdomen de Victorin. Ce dernier ébauche une horrible grimace sous l'effet de la douleur et se cramponne à la poignée au-dessus de lui.

— MAIS QU'EST-CE QUI TE PREND ?! hurle-t-il à sa femme.

— J'EN SAIS RIEN ! QUELQUE CHOSE APPUIE SUR MON GENOU DROIT, M'OBLIGE À ENFONCER LA PÉDALE D'ACCÉLÉRATEUR !

Victorin baisse les yeux vers les jambes de sa femme, mais ne remarque absolument rien d'anormal.

Et une minute plus tard, la voiture attaque la route à toute berzingue, affichant maintenant 85 au compteur.

— MAIS FREINE, BON SANG, FREINE !

— JE NE PEUX PAS, TRIPLE ANDOUILLE ! Y A QUELQUE CHOSE QUI BLOQUE MA JAMBE !

Derrière, Paul est devenu livide. Il tire sur sa ceinture de sécurité, glisse une tête entre ses parents. Lui, par contre, remarque quelque chose : glissant le long du jean de Domino, une légère fumée grise, tout juste perceptible, comme les volutes mourantes d'une cigarette.

Le paysage défile à présent à toute vitesse. Styx s'est décroché du ventre de Victorin pour aller se réfugier entre ses pieds. Sa fourrure a doublé de volume.

— C'EST PEUT-ÊTRE UNE CRAMPE ! aboie-t-il en massant avec fougue le genou de sa femme.

— ARRÊTE, TU ME FAIS MAL ! s'époumone-t-elle en retour.

Soudain, l'étrange pression sur sa jambe disparaît d'un coup d'un seul. La voiture décélère enfin : 70… 60… jusqu'à se stabiliser à seulement 50 km/h. Chacun reprend son souffle. Mirabelle peut percevoir les battements de leurs quatre cœurs battre la chamade, suivis d'une vague de soulagement.

— Oh non… oh non… gémit Domino.

— Quoi ? Quoi ? QUOI ? s'inquiète Victorin.

— La pression… elle est passée sur le dessus de mes mains…

Et sans qu'elle puisse l'empêcher, le volant se met à tourner sur la gauche. La voiture effectue un dérapage de premier ordre, faisant crisser les pneus, entraînant la famille Poulet dans un fantastique tête-à-queue.

Reprise des hurlements dans la voiture, tandis que

Styx s'est de nouveau épinglé à son maître, mais cette fois à hauteur des chevilles.

Le véhicule fait face à la pente par laquelle ils sont arrivés.

— Oh là là… Maintenant ce truc de fou appuie sur mes mains *et* sur ma jambe, éructe Domino, le visage tordu par la terreur.

Nouvelle accélération – 60, 70, 80, 90… – sans qu'elle puisse bouger le volant.

Les voilà fonçant dans la descente en ligne droite, coupant tous les virages. À chaque fois qu'ils traversent une parcelle de champ, la voiture est sujette à de violents sursauts, et leurs têtes viennent taper contre le plafond de l'habitacle.

— LA VACHE ! LA VACHE ! vocifère Victorin.

Et, en effet, un tranquille bovidé, mastiquant paisiblement, vient de se planter en plein sur leur trajectoire.

C'est un miracle, car l'animal, au dernier instant, se déplace de deux mètres sur la gauche.

Ils passent si près, qu'en tendant la main par la fenêtre, Mirabelle aurait pu lui caresser le poil.

— LA MARE ! LA MARE ! crie à son tour Paul. ON VA DROIT SUR LA MARE !

Une première pensée inappropriée dans ces circonstances vient de se faufiler dans l'esprit surchauffé de Victorin : *Les sardines, coincées dans leur boîte, sont sur le point de rejoindre leur élément naturel.*

Domino semble avoir retrouvé un peu de sang-froid.

— On n'a pas d'autre choix que d'ouvrir nos portières et de sauter, ordonne-t-elle.

Tout le monde obtempère. Victorin a saisi Styx qui se débat avec vigueur.

Les quatre portières s'ouvrent en même temps. Chacun s'apprête à bondir hors de l'habitacle.

Mais Paul, dans un gémissement désespéré, annonce :

— Les ceintures de sécurité sont bloquées elles aussi ! On est coincés !

Victorin a le réflexe de balancer par-dessus bord le seul passager encore libre de ses mouvements. Un chat volant. Pour seulement quelques secondes. Après, c'est un savant roulé-boulé dans l'herbe avant qu'il ne parvienne à retomber sur ses pattes. Néanmoins, les coussinets dans une énorme bouse !

Dans une ultime acrobatie, la petite voiture s'écrase au milieu de la mare dans une immense gerbe d'eau et un déplacement désordonné de poules d'eau en proie à la panique.

Une deuxième pensée inappropriée s'affiche dans la tête de Victorin : *La famille Poulet débarque de façon inopinée dans la demeure de leurs proches cousines.*

— Cette mare a l'air plutôt profonde, constate froidement Domino.

À vive allure, le véhicule s'enfonce dans l'onde, perçant le tapis de nénuphars et, très vite, l'eau leur arrive au torse, au cou, puis sous la mâchoire.

Domino ne sent plus aucune pression, ni sur son genou ni sur ses mains.

Et alors que leurs visages plongent à leur tour dans la vase, la voix féminine, à présent facilement reconnaissable, se fait entendre à l'oreille de Paul. Mais elle n'est pas seule…

Oui, il y a une autre voix, très grave… celle d'un homme. Paul ne saisit pas ce qu'ils se disent mais, au ton,

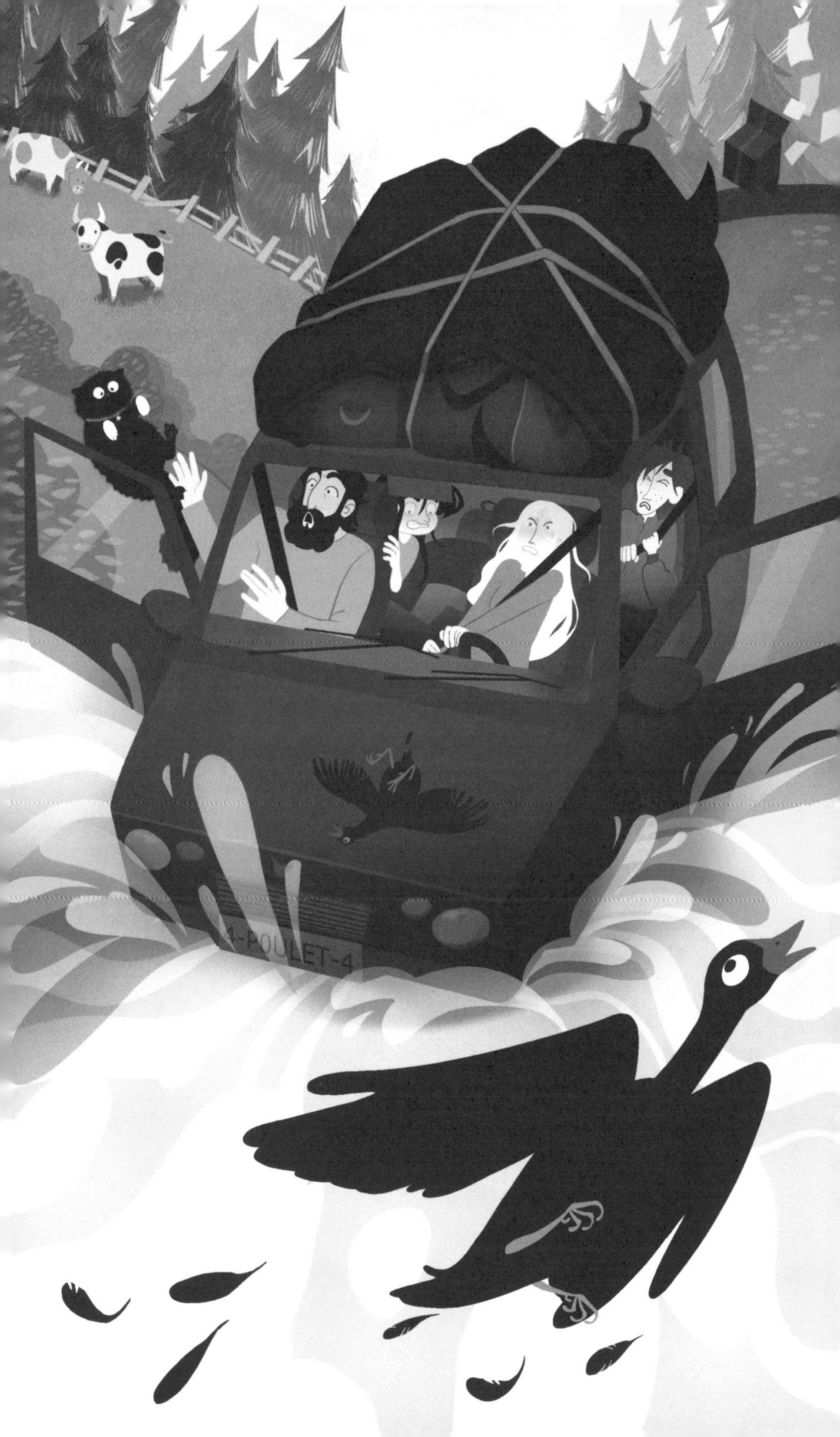
4-POULET-4

il comprend que les deux protagonistes sont en train de violemment se disputer.

Les ceintures de sécurité finissent par se décrocher toutes seules.

Alors qu'il pousse sur ses jambes pour remonter à la surface et avaler une première gorgée d'air, vient à Victorin une troisième drôle de pensée : *Ma géniale famille… Not' cul, c'est pas d'la… poule d'eau…*

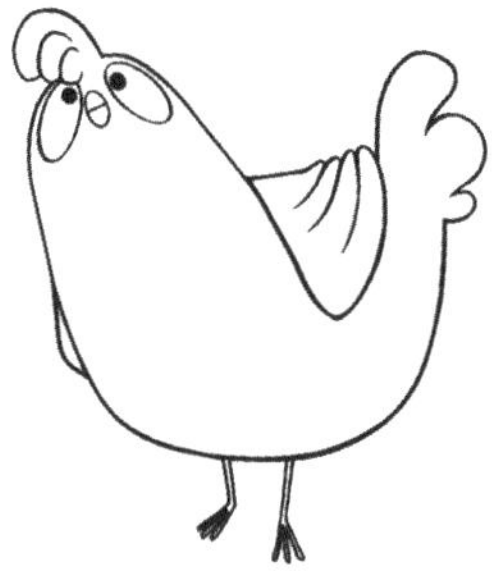

CHAPITRE 7

Gaétan Musaraigne

Domino, Mirabelle et Paul parcourent à pied les six kilomètres qui les séparent encore de la ferme, trempés jusqu'aux os, encore choqués par l'accident. Ils marchent en silence, quasi mutiques.

— Ce qu'on vient de vivre, finit par dire Paul, même pas je pourrais le raconter aux potes. Je serais étiqueté « Le plus gros mytho de l'année » direct… Mais au moins nous sommes en vie, ajoute-t-il.

— Oui tu as raison, c'est là l'essentiel, déclare sa mère en enlevant du bout des doigts des morceaux de nénuphar restés accrochés dans la chevelure de Mirabelle.

Cette dernière serre Styx dans ses bras. À la suite de sa cascade, il est couvert d'ecchymoses et dégage une odeur pestilentielle. Bon, avec sa malchance légendaire, ça aurait pu être pire.

Victorin est resté près de la mare. Il attend la police

pour la déclaration, ainsi que la dépanneuse pour tirer la voiture hors de l'eau.

Les autres parviennent enfin sur le site. La maison au toit fait de tuiles bleues se pavane fièrement au bord d'une forêt épaisse. Mais ce n'est pas le seul bâtiment. Ils ont également fait l'acquisition d'un hangar, d'un grand poulailler et d'une grange. Il y a largement assez de place pour que Domino puisse y installer toutes les bêtes qu'elle souhaite.

Leur nouvelle demeure se situe dans un petit hameau, mais ils restent néanmoins plutôt isolés. Le voisinage le plus proche se restreint à une très vieille bâtisse qui semble en piteux état. Une haie touffue sépare les deux terrains, coupée en son milieu par un portail noir en fer forgé. La dame de l'agence leur a dit qu'un homme âgé vivait là, seul. Dans le jardin de ce dernier jacasse toute une armée de poules, ainsi qu'un vieil âne décati qui, lui, se met à brailler à tout moment, à s'en faire sauter les cordes vocales.

Les déménageurs ont été efficaces. Ils ont déjà installé presque tous les meubles. Les parents Poulet leur avaient fourni un plan précis.

Mirabelle ne prend même pas la peine d'aller enfiler des habits secs. Elle volette d'un arbre à l'autre pour coller son front contre leur écorce chauffée par le soleil.

Quand elle vient embrasser un chêne centenaire, près du portail de la maison voisine, la porte d'entrée grince sur ses gonds. Apparaît sur le seuil un homme d'un âge canonique, le dos voûté, la tête basse. Il n'a plus qu'une collerette de cheveux gris au sommet du crâne, un nez rouge aussi volumineux qu'une patate. Il tient une canne à la main, traverse la cour lentement, bouscule l'âne sans ménagement.

— Bouge tes sabots de mon chemin, vieille carne débile…

Mirabelle a le temps de lire le nom sur la boîte aux lettres : monsieur Gaétan Musaraigne. D'un doigt squelettique et légèrement crochu, il invite la fillette à s'approcher.

Elle obéit, mais seulement en avançant de deux pas. Elle vient de renifler dans la direction de l'inconnu et n'apprécie pas du tout les différents parfums qui s'en dégagent. Cœur sec, amertume, colère, énervement constant.

— Alors, alors… voici donc venir mes nouveaux voisins, dit-il en appuyant volontairement sur le mot « nouveaux ». Décidément, ici, ça défile du feu de Dieu.

— Pourquoi vous dites ça ? demande-t-elle en plantant son regard dans les yeux de l'homme, petits, noirs et perçants.

Il pointe un index vers la maison. Un index accusateur.

— Si tu savais le nombre de familles que j'ai vu passer dans cette maudite bicoque. Ils débarquent, s'installent et, au bout de quelques semaines, déguerpissent à la vitesse d'un vol de moineaux.

— Ah bon ? Et pourquoi ?

L'homme étire un peu son cou, place sa main ouverte sur le côté de sa bouche, comme pour faire une confidence.

— Il se passe des choses étranges et inquiétantes entre ces murs. Au hameau, tout le monde le sait… mais tout le monde se tait. Tiens, pas plus tard que la nuit dernière, alors que la maison était vide, montaient du sous-sol des roulements de tambour. Ça frappait si fort que même en étant claquemuré chez moi, j'ai dû monter le son de ma télé à fond pour entendre c'qui s'disait.

Sans trop savoir pourquoi, Mirabelle est prise d'un début de nausée. Elle n'a qu'une hâte : s'éloigner le plus loin possible de ce personnage dont elle ressent l'antipathie au plus profond de ses cellules.

— Je dois vous laisser, on a besoin de moi pour l'installation.

Et plutôt que de lui tourner le dos, elle se retire à reculons, comme si elle avait affaire à un animal sauvage qui pouvait à tout moment lui sauter à la jugulaire.

Gaétan Musaraigne se fend d'un petit rire aigrelet.

— C'est ça, installez-vous, installez-vous... Bonne suite de journée, petite fille... et surtout...

Il remet sa main à hauteur de sa bouche.

— ... bonne première nuit.

Deux heures plus tard, Victorin rejoint enfin sa famille, un sourire surmontant sa grosse barbe.

— Malgré sa baignade forcée, le garagiste m'a affirmé que la voiture était récupérable !

Ensuite, les Poulet ne chôment pas, continuent de défaire valises et cartons jusqu'au crépuscule, avant de se retrouver à table dans leur nouvelle cuisine pour le premier repas de leur nouvelle vie : un simple pique-nique.

Alors que l'obscurité commence de dégouliner sur les vitres, Mirabelle leur rapporte le court échange qu'elle a eu avec le voisin qui, pense-t-elle, est un « mauvais bipède de toute première catégorie ».

Chapitre 7

— Je n'ai pas peur des maisons hantées, affirme Victorin, dont l'enthousiasme demeure toujours, quoi qu'il arrive, inébranlable.

— Même après ce qui s'est passé dans la voiture ? lui demande Domino d'une voix taquine.

Il tend un bras, enserre les épaules de sa femme et lui claque une bise sur la joue.

— Il s'est passé quelque chose dans la voiture ? plaisante-t-il. Tu en es vraiment certaine, ma reine ? Moi, je n'ai pas le souvenir qu'il s'est passé quoi que ce soit dans cette satanée boîte à sardines.

Elle lui attrape la barbe, tire dessus à plusieurs reprises.

— Aïe, aïe, aïe !

— J'ai remarqué qu'il y avait deux caves dans le sous-sol, dit Mirabelle. Et l'une d'elles a été complètement barricadée. On a cloué dessus des planches épaisses pour la condamner.

— Oui, acquiesce Victorin. La dame de l'agence n'a pas su me donner d'explications. Elle ignore pourquoi les anciens propriétaires ont fait ça.

Il soulève le menton de sa fille, la regarde d'un air malicieux.

— Peut-être qu'il y a le fantôme d'un joueur de tambour enfermé là depuis des siècles ! Ha ha ha, on pourrait lui demander de rejoindre notre groupe !

Mirabelle lève les yeux au ciel, faisant mine d'être exaspérée.

— Décidément, toi, rien ne te fait peur.

— Non, tu as raison : Ab-so-lu-ment rien ! Et personne, vivant ou mort, ou presque mort, ou je ne sais quoi d'autre encore, ne nous fera partir de cette maison !

Trois heures du matin, Paul se réveille en sursaut. Les ténèbres ont englouti les lieux. Ça change radicalement de l'appartement du centre-ville et des réverbères dans la rue qui venaient inonder sa chambre d'une lumière pâle.

Quelque chose remue sous son lit. Il se crispe, tâtonne sous son oreiller pour saisir son téléphone. En se couchant tout à l'heure, il a eu la mauvaise surprise de constater que le réseau Internet était très faible ici. La connexion apparaît puis disparaît sans arrêt.

S'armant de courage, il glisse une tête sous son sommier, active la lampe torche de son portable.

C'est Styx qui s'est réfugié là et qui dort d'un sommeil agité, remuant les pattes et donnant des coups de griffes aveugles dans la literie. Sans doute rêve-t-il qu'il est un tigre féroce et sanguinaire.

Paul a envie d'aller aux toilettes. Il est pieds nus. Le plancher est bougrement froid. En se guidant avec la lumière de son téléphone, il se faufile en dehors de sa chambre, se glisse dans le couloir, avant de s'immobiliser soudainement.

Il vient d'entendre un bébé pleurer.

Les piaillements du nouveau-né n'ont duré que quelques secondes, mais assez longtemps pour le figer sur place. Ça vient du rez-de-chaussée.

L'adolescent respire un grand coup et, s'armant de courage, s'engouffre dans l'escalier.

Chapitre 7

Mais en bas, il ne trouve qu'un silence épais et insondable. Il traverse la cuisine, ouvre le frigo, boit de grandes gorgées de lait à même le goulot.

D'autres bruits, totalement différents, plus discrets, lui parviennent de derrière la porte qui descend au sous-sol.

Paul referme le frigo, s'essuie la bouche d'un revers de main, avant de se chuchoter à lui-même :

— Alors, mon Paulo, t'es un *warrior* ou t'es pas un *warrior* ?

Il déglutit, emprunte vaillamment la nouvelle volée de marches.

Il est maintenant planté devant l'entrée de la cave condamnée par les planches. Il n'a plus un brin de salive et, quand il perçoit derrière la porte – et il est certain qu'il ne s'agit là en rien d'une hallucination – toute une suite d'horribles grognements, accompagnés des sinistres tintements d'une chaîne qu'on secoue, il fait volte-face et remonte, courant comme un dératé jusque dans sa chambre.

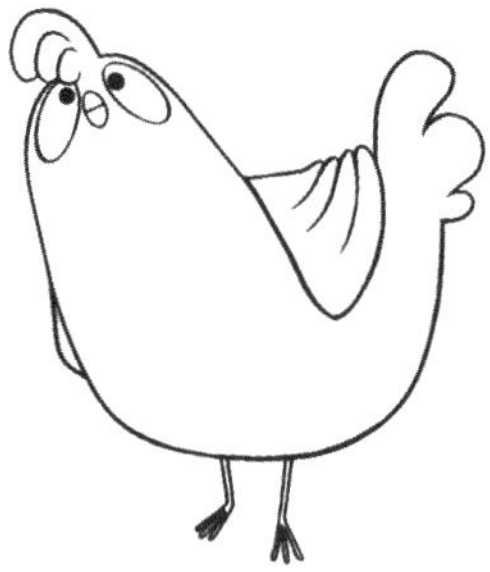

CHAPITRE 8

3 mois, 2 jours, 6 heures et 4 minutes

Paul a mis un temps fou à se rendormir, et c'est les paupières alourdies par le sommeil qu'il émerge au petit matin, alors que les rayons du jour filtrent entre les interstices des volets dc sa chambrc.

Il est surpris que sa première pensée en se réveillant soit pour la jeune fille ectoplasmique. Car oui, il aurait aimé qu'elle se manifeste cette nuit, qu'elle vienne lui fredonner quelque chose à l'oreille.

Paul ressent une légère torsion dans ses entrailles. Mais que lui arrive-t-il ? C'est une sensation encore inconnue pour lui.

Une chose dont il est maintenant absolument certain : c'est *elle* qui a tout fait pour qu'ils s'installent dans cette maison.

Deuxième pensée de ce début de journée : les grognements entendus dans la cave. Un frisson désagréable remonte le long de sa colonne vertébrale.

Il s'assoit sur le rebord de son lit, bâille à s'en décrocher la mâchoire – heureusement qu'on est dimanche, sans quoi il se serait traîné au collège toute la journée –, lorsqu'il perçoit venant de dehors un tombereau de miaulements.

Il traverse la chambre en titubant un peu, ouvre la fenêtre, pousse les volets. Après cette nuit inquiétante, il savoure la lumière rassurante de l'aube.

Mais très vite, en regardant en bas, il écarquille les yeux. En un éclair, le voilà complètement réveillé. Il se précipite pour aller tirer du lit ses parents et sa sœur.

Cinq minutes plus tard, la famille Poulet découvre, sidérée, l'étonnante surprise qu'on leur a réservée. Ils ont une vue plongeante sur la cour tapissée de graviers. À gauche, pile sur le seuil d'entrée de leur nouvelle propriété, se dresse une pyramide de cartons. *Leurs* cartons, fermés, scotchés ! Et en son sommet, Styx braillant à tout-va dans leur direction.

Cartons qu'ils ont patiemment vidés et défaits la veille.

— Co… comment se peut-il ? balbutie Victorin, en ramenant d'une main son épaisse tignasse à l'arrière de son crâne.

— Absolument incroyable, murmure Domino. Et j'imagine que tout ce qu'on a rangé dans les placards, les tiroirs et les armoires, s'est sagement relogé dans nos cartons de déménagement. C'est de la sorcellerie, ni plus ni moins.

— Pas de quoi s'inquiéter, tente de plaisanter Mirabelle, on a seulement eu la visite surprise de… Mary Poppins ? Merlin l'enchanteur ? Z'ont voulu nous faire une gentille blague. Rien de bien méchant.

Chapitre 8

— En tout cas, le chat a atteint l'échelon 9 sur son échelle de stress, commente Paul.

Devant ce spectacle déroutant, Domino vient d'être sujette à une courte absence. Tout juste quelques secondes, mais c'est suffisant pour qu'apparaisse à la bordure de son esprit la traduction de ce que crie le chat :

Je veux retourner à l'autre maison !

Je veux retourner à l'autre maison !

— Je crois que Styx n'apprécie pas vraiment l'air de la campagne, livre Domino en soupirant.

Elle a le sentiment qu'en vivant là, du fait de la taille du domaine et de tous ses possibles, la malchance du félin va aller en s'accroissant. Certains jours, il lui arrive de regretter de l'avoir baptisé ainsi. Porter le nom d'un fleuve qui, dans la mythologie grecque, sépare le royaume des vivants de celui des morts… Cela pourrait peut-être expliquer que Styx ait autant la guigne.

— Regardez là-bas, dans le pré, à droite ! crie soudain Mirabelle. Y a plein de petits points qui scintillent !

D'un bloc commun, la famille Poulet migre jusqu'à la chambre parentale, dont la fenêtre donne à l'est. Ils ont vue sur un vaste carré d'herbes bordé de plusieurs arbres.

— Mais qu'est-ce que c'est encore que cette bizarrerie ?! s'exclame Victorin.

La totalité de leur vaisselle, ainsi que les plats – à tarte, à gratin, à pizza –, les poêles, les poêlons, les couverts, les verres, mais aussi les serviettes de table et les torchons, ont été jetés à même le sol… mais pas de n'importe quelle façon..

Non, c'est un assemblage millimétré, un étonnant patchwork. Les objets forment une savante mosaïque.

— Quelqu'un a écrit une phrase avec toutes nos affaires de cuisine, lâche Domino, éberluée.

Et vu d'en haut, en effet, on déchiffre clairement :

VOUS N'ÊTES PAS LES BIENVENUS ICI !

— Purée, ajoute Paul, ils ont même fait un point d'exclamation.

— Avec deux louches, six bols, quatre saladiers et une théière, précise Mirabelle.

Domino saisit la main de son mari, la presse avec force.

— Mon Vic, je crois qu'on est loin d'être sortis de l'auberge. J'ai bien peur qu'on ait acheté la seule maison hantée de la région. Et puis, ça n'a pas l'air d'être de simples petits fanfarons, nos fantômes…

Victorin bâille.

— J'ai eu une nuit agitée… d'affreux cauchemars, dit-il.

— Pareil pour moi, admet Domino.

— Pareil pour moi, complète Mirabelle.

Paul, quant à lui, leur raconte les pleurs de bébé qu'il a entendus, ainsi que les bruits inquiétants derrière la porte condamnée de la cave.

— Que fait-on ? demande Domino.

Comme très souvent, Victorin lui offre un sourire enjoué et rassurant. Ses prunelles brillent avec la même intensité que le soleil qui vient d'émerger au-dessus des collines.

— P'tit déj rapide, décrète-t-il. Les enfants, descendez récupérer ce dont on a besoin dans notre parterre de vaisselle… Et ensuite… eh bien… on revide les cartons, et on rerange le tout, pardi !

En tout début d'après-midi, le travail a bien avancé. Il ne reste plus qu'une dizaine de cartons à déballer et toutes les affaires de cuisine ont été retirées du pré.

Une petite brise printanière, fort agréable, vient leur caresser cheveux et barbe. Le ciel est limpide, seulement encombré de quelques maigres nuages.

Ils entendent la porte d'entrée du voisin grincer sur ses gonds, puis la plainte métallique du portail en fer forgé. Gaétan Musaraigne apparaît alors, un sourire tordu lui coupant le visage en deux, l'âne dans son sillage. Mirabelle se dit qu'elle n'a jamais vu un animal aussi squelettique. Elle fulmine intérieurement : comment peut-on traiter un être vivant de la sorte ?

Quand l'homme vient se pointer devant eux, la brave bête, clopinant derrière lui, vient effleurer de son museau l'épaule du vieillard. Et ça ne loupe pas : Gaétan Musaraigne grogne en envoyant sa canne derrière lui pour chasser l'âne qui, une fois le coup reçu, se met à braire tel un damné.

La température interne de Mirabelle augmente encore d'un degré, mais elle se garde de tout commentaire, prenant soin de respirer par la bouche pour ne pas humer les effluves de méchanceté que dégage l'homme.

Une fois que les plaintes de l'âne se sont taries, Gaétan Musaraigne se présente cérémonieusement auprès des autres membres de la famille, puis tend de sa main droite une poule entièrement plumée qu'il tient par le cou.

— Je l'ai zigouillée pas plus tard qu'avant-hier.

Un cadeau pour vous souhaiter la bienvenue. Vous verrez, c'est une viande plutôt tendre. La préparer « au pot », à mon avis, reste la meilleure recette qui soit…

Puis il est pris d'un ricanement glaçant, avant d'ajouter, pointant l'âne de sa canne :

— Si je pouvais faire la même chose avec ce vieux grigou de Salvatore, ah ah ah ! Le hic, c'est que je n'ai pas de marmite assez grande pour faire rentrer toute sa carcasse !

Mirabelle se fige et, intérieurement, se fait une promesse : elle arrachera Salvatore des griffes de cette saleté de bipède.

Victorin, qui aux yeux de sa fille est sans aucun doute l'être le plus social, le plus compréhensif et le plus conciliant de toute l'espèce humaine, accueille leur nouveau voisin chaleureusement.

— Oooh, quelle délicate attention de votre part, monsieur Musaraigne !

Il s'avance, saisit le cou de la poule, mais reste le bras tendu comme pour la garder à bonne distance de son visage.

— Malheureusement, c'est que, voyez-vous, nous sommes végétariens… Par contre, l'une ou l'un de mes collègues, à la banque de Claire-la-Jolie où je travaille, sera ravi de savourer un mets aussi raffiné.

Le vieux se rembrunit un peu, légèrement vexé que l'on boude ainsi son offrande. Puis son sourire de travers ressurgit.

Peut-être que Salvatore a perçu la pensée de Mirabelle, car il s'avance sur la pointe des sabots et, timidement, approche sa paire de naseaux de la jeune fille. Celle-ci ne se fait pas prier, attrape délicatement la bête par l'encolure et se met à la gratter derrière les oreilles. Tandis que Styx vient renifler l'âne d'un peu plus près.

Gaétan Musaraigne fixe ensuite de ses petits yeux rapprochés le grand bâtiment qui se dresse en face de lui.

— Cette maison n'est pas comme les autres, n'est-ce pas ? dit-il d'une voix énigmatique. Non, vraiment pas comme les autres… Vous avez entendu quelqu'un jouer du tambour cette nuit ? Car ça arrive fréquemment. Ça vient traverser les murs de chez moi et, au bout d'un moment, ça me met les nerfs en pelote.

— Non, non, nous n'avons rien entendu… répond Paul.

Et dans sa tête il pense : *En tout cas, pas de tambour…*

— Mais bon, y a pas que dans cette fichue bicoque qu'il se passe des choses étranges, renchérit le vieux.

Il pointe sa canne vers le sud.

— … un peu plus bas, sur la droite après le premier virage de la route, dans un renfoncement de forêt se trouve une clairière où paît un troupeau de vaches. Y a bien une quarantaine de têtes, j'dirais… C'est un endroit bien joli, bucolique à souhait… Je vous déconseille malgré tout de les approcher de trop près. Tout le monde le sait dans l'coin que c'est dangereux, qu'il s'y passe des choses pas très catholiques… Mouais, mouais, mouais…

Son désagréable sourire s'étire encore davantage, avant qu'il ne sorte un petit carnet et un stylo de la poche de son pantalon, glisse sa canne sous son aisselle pour pouvoir manipuler le tout.

— Alors figurez-vous que, comme qui dirait, je tiens les comptes… Enfin, je veux dire par là, c'est surtout que ça m'amuse de voir si vous allez battre le record.

— Battre quel record ? s'étonne Domino, mal à l'aise.

Elle a le même ressentiment que Mirabelle à l'égard du vieux monsieur.

— Le record tenu par…

Gaétan Musaraigne prend le temps de feuilleter son carnet.

— Ah, voilà ! La famille Garel. Ils sont restés trois mois, deux jours, six heures et quatre minutes, avant de prendre leurs jambes à leur cou pour fuir cet endroit ! Personne n'a fait mieux, et vous êtes… vous êtes, vous êtes…

Il tourne les pages avec une évidente excitation.

— La trentième famille à vous installer ici ! Pas mal, non ?

Les autres sont un peu abasourdis par ces informations abracadabrantes, mais ne pipent mot.

Le vieillard vient mettre un coup de langue sur la pointe de son stylo Bic, avant de tourner vers eux son gros nez boursouflé.

— À votre tour, donc. Vous êtes la famille… ?

Quand Victorin prononce le mot « Poulet », Gaétan Musaraigne tressaille légèrement, avant de se reprendre aussitôt. Mirabelle sniffe dans sa direction, identifie comme un trouble. Mais elle ne parvient pas à savoir de quel ordre ou, tout du moins, à quels sentiments, émotions, ce trouble est rattaché.

Avant qu'un nouveau rire ne secoue sa silhouette voûtée.

— La famille Poulet s'installant dans une ferme… Trop drôle ! Vous voilà donc des poulets fermiers.

Et il s'esclaffe d'autant plus, se pliant même en deux.

Victorin se contente d'un gloussement poli, alors que les trois autres restent de marbre.

Quand se pointe le crépuscule, le « réemménagement » est enfin terminé, et tous les quatre sont sur les rotules.

Après un bon repas, ils décident de se mettre au lit de bonne heure.

Après la nuit précédente, Paul demande à Mirabelle, un peu embarrassé :

— Ça te dit, sœurette, si on dort dans la même chambre ?

— Oui ! Bonne idée ! répond-elle enthousiaste.

Voilà une proposition qui n'aurait jamais eu lieu d'être quand ils vivaient dans l'appartement.

Alors que Paul s'est déjà glissé sous les draps, rejoignant Styx roulé en boule, la jeune fille s'installe à même le sol, les fesses sur un petit coussin. Position du lotus. Paumes des mains sur la pointe des genoux, dos et tête droits, yeux clos.

— Tu médites souvent ?

— Tous les soirs, frangin… tous les soirs…

Les pleurs de bébé qui réveillent Paul sont encore plus forts que la nuit précédente.

Des hurlements. Comme si le nouveau-né était affamé ou, pire, qu'il avait mal quelque part. Comment

Mirabelle, collée contre lui, ainsi que Styx peuvent continuer à dormir tranquillement ?

Hors de question qu'il s'aventure une nouvelle fois tout seul dans la maison. Alors à l'instar du chat, il se roule en boule, draps par-dessus la tête, et se bouche les oreilles du mieux qu'il peut. Maintenant, les pleurs, en partie atténués, viennent se mélanger aux battements de son propre cœur.

Un bon moment s'écoule ainsi – des minutes qui s'étirent comme des heures –, avant que les cris ne s'arrêtent subitement.

Il soupire de soulagement et se surprend à murmurer dans la pénombre :

— Pourquoi ne viens-tu plus me chanter quelque chose à l'oreille ?

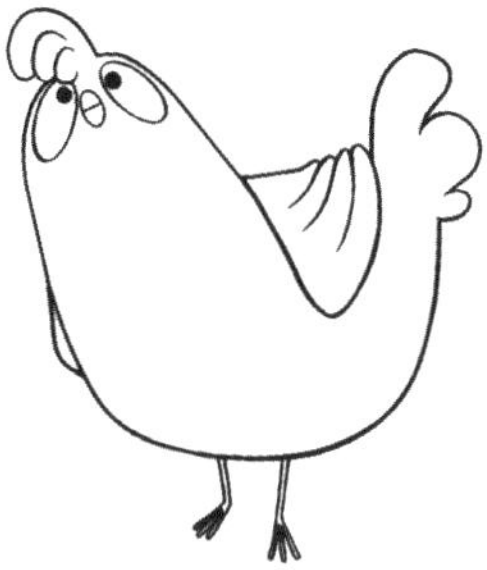

CHAPITRE 9

Du grand n'importe quoi

Pour l'instant privés de voiture, Victorin, Mirabelle et Paul ont dû se lever un peu avant l'aube ce lundi matin, prendre deux bus différents pour rallier Claire-la-Jolie, rejoindre école, collège et banque. Assommée par le sommeil, Domino ne les a même pas entendus partir.

Mon Vic a sûrement embarqué la poule offerte par le voisin, songe-t-elle. *Il devait être radieux, car il sait que ses collègues vont gentiment le chambrer toute la matinée. Et il adore ça. « Oh regardez, un Poulet qui apporte une volaille ! Un membre de ta famille ? Un cousin éloigné ? »*

Elle s'étire à la façon de Styx. *Un lundi pour moi toute seule, bigre, depuis quand cela n'est-il pas arrivé ?* L'avantage d'avoir démissionné du zoo. Mais étonnamment, elle ne ressent ni joie ni enthousiasme. Elle s'assoit sur le bord du lit, fronce les sourcils. Oui, c'est étrange, elle est comme vide. Une coquille humaine évidée de toutes ses émotions.

Le soleil printanier se déverse dans la chambre quand elle ouvre grand les volets. Et là encore, cela ne lui procure aucune sensation de bien-être, alors que cette simple lumière matinale aurait dû la réjouir.

— Oh non… lâche-t-elle en découvrant le paysage.

Car, dans le carré d'herbes bordé d'arbres en dessous de leur fenêtre, toute leur vaisselle s'étale de nouveau, affichant une autre phrase, légèrement plus longue que celle rédigée la veille :

SI VOUS RESTEZ, VOUS ALLEZ AU-DEVANT DE GRAVES PROBLÈMES !

Domino passe ses doigts en peigne dans sa longue chevelure blanche.

— C'est pas vrai, mais c'est pas vrai… râle-t-elle.

Quand soudain, une pensée la traverse. Elle se précipite dans le couloir, descend quatre à quatre les escaliers, maugréant :

— Oh non, je vous en prie, pas encore… pas encore… pas encore…

Elle ouvre grand la porte d'entrée. Ses épaules s'affaissent.

— Eh ben si… encore… admet-elle, complètement dépitée.

La pyramide de cartons s'est reformée, identique à celle d'hier, à la seule différence que l'énorme pile se dresse à un autre endroit de la cour, juste devant l'entrée de la grange. Et bien sûr, Styx a posé ses fesses en son sommet. Dès qu'il voit son humaine, se met aussitôt à miauler.

Chapitre 9

— Oui, je sais, je sais… Pas besoin d'absence pour deviner ce que tu es en train de me dire.

Domino a l'impression qu'on vient de lui verser une coulée de plomb sur la tête.

Vic et les enfants sont partis alors qu'il faisait encore sombre, pense-t-elle, *ils n'ont pas dû remarquer cette nouvelle colonne de cartons.*

— Trois déménagements en deux jours, ça fait un peu beaucoup, non ? demande-t-elle en levant la tête vers le ciel azuré, comme si quelqu'un là-haut, installé sur un nuage, allait lui fournir une réponse.

Puis elle glousse de sa propre bêtise, ainsi que de cette situation aussi insensée que farfelue.

Au moins, cela signifie que mes émotions reviennent, constate-t-elle.

— Allez, dit-elle encore, café noir et tartines de miel, avant de se remettre à ranger. Un Poulet ne se laisse pas démoraliser pour un peu de vaisselle éparpillée dans un fichu pré !

Deux heures plus tard, elle a terminé de vider le carré d'herbes. Les placards et tiroirs de la cuisine sont de nouveau pleins, mais quand elle vient se poster devant l'amas de cartons, sa motivation fond comme neige au soleil.

Bon, après tout, il n'y a pas de raison qu'elle se fade toute seule le boulot. Alors elle décide d'attendre que la géniale famille soit au complet.

— Huit bras valent mieux que deux ! claironne-t-elle en rentrant dans la bâtisse et en s'installant à la table du salon, ordinateur ouvert, souris en action, bien décidée à commencer des investigations pour savoir où elle pourrait se procurer tout le cheptel qu'elle souhaite accueillir dans la ferme.

Mais Paul a raison, la connexion est lamentable. Internet arrive, repart au bout de quelques secondes, avant de revenir de nouveau. Une sorte de jeu de cache-cache qui la plonge très vite dans une humeur massacrante. Elle abandonne donc ses recherches et commence à flâner dans la grande maison, sans but précis.

Elle finit par se saisir du volumineux trousseau de clés remis par l'agence et, mue par une curiosité soudaine, rejoint le sous-sol.

Avec ce que leur a raconté Paul, la porte de droite, lourdement condamnée, lui procure de désagréables frissons. Elle tend l'oreille, mais aucun bruit ne monte de derrière la double épaisseur de planches.

— Et c'est tant mieux ! s'esclaffe-t-elle.

Le son de sa voix la rassure. Elle appuie sur la poignée de la porte de gauche. Verrouillée. Consciencieusement, elle essaie ensuite toutes les clés. Mais aucune ne correspond.

— Merde, crotte, flûte, fait suer ! lance-t-elle à la cave silencieuse. Avant d'ajouter : Aux grands maux les grands remèdes !

Domino file à l'étage, farfouille dans la chambre de Mirabelle, déniche le fameux pied-de-biche que sa fille a utilisé pour mener le casse de l'animalerie.

Après avoir glissé l'embout de la barre métallique entre le chambranle et la porte, elle fait levier en appuyant de tout son poids pour faire sauter la serrure et le loquet.

Chapitre 9

Un grincement inquiétant se fait entendre quand les gonds bougent sur leur axe, libérant ainsi l'ouverture.

D'un tâtonnement de main, elle cherche puis trouve l'interrupteur. L'ampoule au plafond émet une lumière jaunâtre de faible intensité. Ce qui fait qu'on devine davantage les choses qu'on ne les voit. De la poussière et des toiles d'araignées à foison.

Personne n'a dû mettre les pieds ici depuis des années, voire des décennies, estime Domino en reculant d'un pas.

Elle a beau aimer tous les animaux de la Création, les araignées et les éventuels rats planqués dans ce bazar ne sont pas ceux qu'elle préfère, loin de là.

Plusieurs malles en bois s'entassent le long des cloisons et tout un stock d'outils de jardinage à l'acier rouillé occupe les angles.

En plein milieu, installée sur un antique tapis dont les motifs disparaissent sous une couche de crasse, une batterie complète, rutilante, sans la moindre trace de saleté ou de poussière. Incroyable. Les fûts sont d'un rouge flamboyant : grosse caisse, caisse claire, tom basse. Et l'assortiment de cymbales qui, malgré la faible luminosité produite par le plafonnier, parviennent à lancer quelques éclats brillants. Derrière l'engin, un tabouret avec deux baguettes posées dessus.

Voilà qui compléterait à merveille notre petit orchestre, songe Domino, quand elle entend un grattement venant de derrière la porte de la pièce d'à côté.

— Merde, crotte, flûte, fait suer, réitère-t-elle, mais cette fois-ci en chuchotant à peine.

Son cœur s'est emballé, et une boule, aussi grosse qu'une mandarine, vient de se former dans sa gorge.

Domino sort de la cave de gauche, et ignore si c'est de l'ordre du courage ou juste du grand n'importe quoi, en se penchant en avant pour poser une oreille contre la porte de droite.

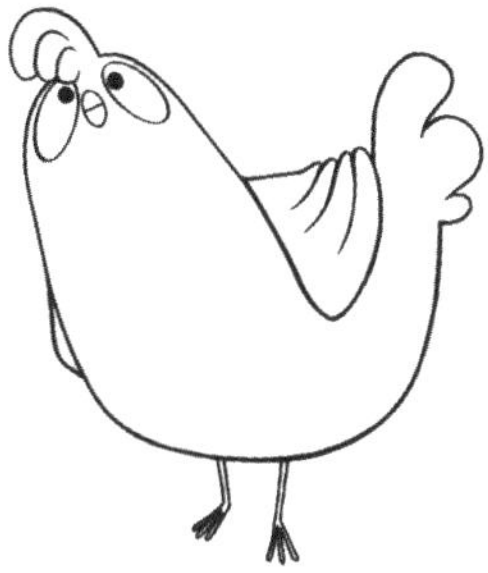

CHAPITRE 10

Faaaaaaaaiiiiim…

Le bruit de chaînes dont a parlé Paul est d'abord étouffé, comme s'il venait du fond de la pièce. Puis le cliquetis métallique des maillons traînant sur le sol s'intensifie, semble se rapprocher.

Domino est aussitôt tétanisée par une peur primitive. Ses émotions sont revenues en grande pompe.

Une respiration rauque monte de derrière la porte condamnée, suivie d'une voix à la fois grave et légèrement sifflante :

— Faaaaaaaaiiiiim…

Domino se dit que si on enlevait les couches de planches, la personne ? la créature ? aurait la face positionnée à cinquante centimètres à peine de son visage.

— Faaaaaaaaiiiiim… recommence la voix plaintive.

Domino déglutit avec une telle difficulté qu'elle en a mal à la gorge.

— Qui… qui êtes-vous ? parvient-elle à articuler. Qu'est-ce que vous faites enfermé là-dedans ? Pour… pourquoi vous a-t-on séquestré ? J'entends que vous êtes enchaîné…

Mais pour seule réponse :

— Faaaaaaaaiiiim… avec un peu plus d'insistance.

— Vous avez faim ? Qu'est-ce… qu'est-ce que je peux vous apporter ? Qu'est-ce que vous avez envie de manger ?

Elle est interrompue par un grognement sourd, avant que la voix ne prononce, clairement et distinctement, deux mots qui lui glacent le sang :

— Ta chair.

BANG ! Un premier coup porté contre la porte. D'une telle force que les planches vibrent et qu'un nuage de poussière se soulève de la surface en bois.

Surprise, Domino bascule en arrière et glisse au sol avec un cri de terreur.

S'ensuit une deuxième déflagration, plus puissante encore que la précédente.

BANG !

Elle recule à toute vitesse, rampant sur les fesses, poussant avec ses talons, puis peine à se relever, les yeux exorbités, fixés sur la porte.

Et si les planches cèdent ? se dit-elle. *Quelle horrible chose va sortir de là ?*

Encore un coup. BANG !

Mais non, la porte se contente de vibrer. L'installation est solide.

Domino remonte à l'étage si vite qu'elle a l'impression d'avoir des ailes aux pieds. Elle se précipite dans la cour emplie de soleil, s'accroupit dos au mur de la maison, non loin des trois palmiers, et attend en haletant que s'apaisent les battements de son cœur.

— MERDE ! CROTTE ! FLÛTE ! FAIT SUER ! hurle-t-elle enfin pour décharger son trop-plein d'adrénaline.

De l'autre côté, Salvatore a glissé sa tête entre les barreaux du portail du voisin et, oreilles dressées, hume l'air dans sa direction.

Une absence plonge Domino dans un état second, où elle entend l'âne lui demander :

Elle est où la petite humaine qui était très gentille avec moi ?

Une fois revenue à elle, Domino se met debout et vient caresser l'encolure quasi décharnée de l'animal.

— Salut, Salvatore. La petite humaine s'appelle Mirabelle, et elle sera là en fin d'après-midi… En attendant, je vais te chercher un petit quelque chose à manger.

Un peu plus tard, le soleil printanier l'a suffisamment ressourcée pour qu'elle trouve le courage de redescendre au sous-sol. En restant cette fois à bonne distance, elle attend plus d'un quart d'heure, mais aucune voix, aucun grognement, aucun coup derrière la porte.

Allez, c'était juste une illusion, se rassure-t-elle. *Un mauvais tour joué par ces fantômes.*

Avant de clamer tout haut :

— Nous sommes les Poulet ! Vous ne parviendrez pas à nous intimider, sachez-le ! Nous sommes chez nous, et rien ne nous délogera d'ici, surnaturel ou pas surnaturel !

Domino remonte ensuite farfouiller dans le frigo. Céleri et carottes crus, le tout accompagné d'un yaourt et d'un grand verre de jus de fruits. Elle grignote, paisiblement installée sur une chaise, dans l'un des angles de la cour, tout en observant Styx mener d'improbables acrobaties sur la pyramide de cartons. Par deux fois, il manque en emporter un dans sa chute pour se faire aplatir dessous.

Et comme elle ne voit pas bien ce qu'elle pourrait faire d'autre, elle décide de se remettre à déballer et à ranger sitôt son repas terminé.

Domino est tellement affairée qu'elle ne s'en rend pas compte tout de suite.

Elle est en train de transporter le douzième carton à l'intérieur, quand une démangeaison soudaine la prend, si violente que son corps est parcouru de frissons. Et le besoin de se gratter le bas du visage est si impérieux qu'elle en lâche son chargement. Elle plante ses ongles dans son menton et dans ses joues. Et là, elle pousse un cri de surprise et se précipite à l'étage, jusque dans la salle de bains.

Figée devant le miroir, elle fait une tête qui dit : « Qu'est-ce que c'est encore que ce nouveau délire ?! »

Jurant avec sa longue chevelure neige, une barbe, noir corbeau et copieusement fournie, a poussé sur son visage.

— Qu'est-ce… mais qu'est-ce…

La voilà maintenant qui se met à tirer dessus, comme si c'était un simple élément de déguisement dont elle pouvait facilement se débarrasser. Mais non, la grosse touffe de poils fait bien partie intégrante de son anatomie.

— Alors ça alors, alors ça alors…

Elle constate que la barbe en question ressemble à s'y méprendre à celle de Victorin.

Chapitre 10

La situation est tellement abracadabrante qu'un fou rire est en passe de la gagner.

Mieux vaut ça que de s'écrouler au sol en pleurant, pense-t-elle, les épaules secouées d'incontrôlables hoquets.

Elle n'est malheureusement pas au bout de ses surprises. Car elle vient d'apercevoir un autre changement physionomique tout à fait singulier dans le reflet du miroir.

Son menton barbu s'abaisse lentement, son regard vient se poser sur les hauteurs de son buste.

Et là, elle annonce, outrée, comme si elle avait réellement été victime d'un affreux larcin :

— On m'a volé mes seins !

Elle passe une main sous le tissu de sa robe. Sa poitrine a en effet disparu, remplacée par un torse d'homme, plat et quelque peu velu.

La nouvelle Domino Poulet essaie d'appeler chacun des autres membres de la tribu sur leur téléphone portable, mais aucun d'eux ne répond.

Elle a abandonné le rangement et passe les deux heures suivantes attablée dans la cuisine à se gratter la barbe, en regardant fixement par la fenêtre, tout en réfléchissant à la tournure complètement folle qu'a pris leur vie en si peu de temps.

Au moins, nous sommes sortis de la monotonie dont je me plaignais, pense-t-elle avec philosophie.

Ce sont les braiments de l'âne qui la tirent de ses pensées.

— Ah, affirme-t-elle tout haut, ça c'est Salvatore qui vient de voir Mira.

Elle va se mettre sur le seuil de la porte, se doutant bien que l'attendent de nouvelles surprises.

Un taxi vient de s'y garer.

Sa fille est la première à en sortir.

— Maman, c'est la catastrophe. Regarde ce qui m'arrive. J'ai une tête horrible avec tous ces boutons !

Mirabelle a hérité des cheveux courts et châtains de son frère, ainsi que de son acné. Sa voix aussi a également changé. Elle a mué pour devenir celle d'un jeune homme.

Quand la deuxième personne sort du véhicule, Domino pense d'abord à un jeune hippie ou à un guitariste de rock metal. Mais non, c'est Paul avec les longs cheveux noirs de sa sœur qui lui tombent sur les épaules.

— On a tous eu un choc quand ce truc de dingue est apparu ! Je suis parti en courant du collège, en plein milieu d'un cours ! explique-t-il d'une voix fluette, bel et bien féminine.

Puis c'est au tour de Victorin de s'extraire de la voiture.

Quand Domino découvre la peau lisse et brillante du visage de son mari et sa poitrine inhabituellement bombée, elle est de nouveau prise d'un fantastique fou rire.

— Hé ! Espèce de voleur ! parvient-elle à lui dire entre deux éclats. Je te rends ta barbe si tu me rends mes seins !

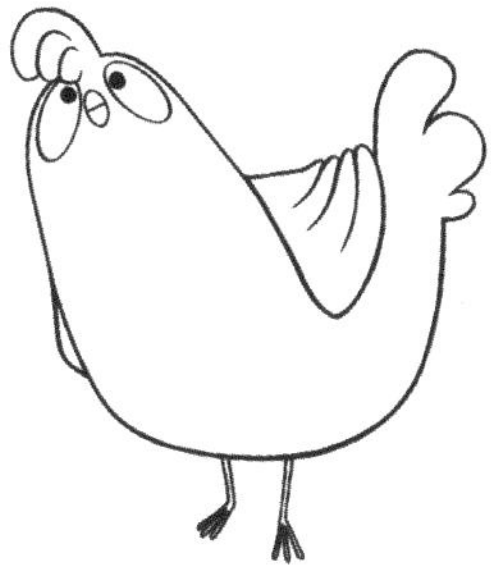

CHAPITRE 11

La bonne humeur Poulet

Le clan Poulet termine de vider les derniers cartons qui restent et de ranger le tout sans trop traîner, car Victorin souhaite faire un haut conseil de famille. Et puis ils remarquent que Gaétan Musaraigne, bien qu'il se montre discret, a son nez en patate collé contre la vitre de chez lui, le visage en partie dissimulé par les rideaux. Il observe attentivement leurs va-et-vient et a bien dû se rendre compte de leurs petites modifications physiques. À moins que du fait de son âge avancé, il n'ait plus une aussi bonne vue qu'avant.

Mirabelle, qui prend quand même le temps de câliner Salvatore, surprend les froncements de sourcils répétés du vieil homme planqué derrière sa fenêtre, n'appréciant pas du tout que son âne puisse bénéficier d'un tel débordement d'affection. Mais elle s'en moque pas mal. Et par pure provocation, frotte, gratte, embrasse l'animal efflanqué avec plus de vigueur encore.

— On a l'air fin, tiens, tous les quatre comme ça, déclare Paul avec un petit rire amusé.

Le crépuscule vient de tomber sur la maison et ils se sont cérémonieusement attablés dans le salon.

— Si on m'avait dit un jour que je serais marié à une femme à barbe... plaisante Victorin en fixant amoureusement sa compagne.

Domino glousse à son tour. Décidément, rien ne peut venir entamer la bonne humeur Poulet. Styx est venu se loger dans le cou de sa maîtresse, ronronne à plein régime, moustaches et truffe plantées dans la nouvelle excroissance pileuse de sa maîtresse.

— Parlons peu, parlons bien, décrète ensuite Victorin. Nous sommes indubitablement coincés ici tant que nous n'aurons pas retrouvé une apparence normale. Pour ce qui est du pratico-pratique, on peut commander tout ce dont on a besoin sur Internet, nourriture et autres, et se faire livrer. De mon côté, il me reste pas mal de jours de congé à poser. Aussi, j'appellerai la banque demain à la première heure pour les prévenir. Et bien sûr, je téléphonerai également à l'école et au collège pour dire que vous êtes tous les deux souffrants.

— OUUUAAAIS ! crient ensemble Paul et Mirabelle.

— Nous devons rester optimistes, ajoute Domino. À mon avis, le sortilège qu'on nous a lancé sera de courte durée. Peut-être que tout sera même rentré dans l'ordre dès notre réveil demain.

— Et si ça dure beaucoup plus longtemps ? demande Mirabelle.

— Et si on reste comme ça à jamais ? renchérit Paul.

La jeune fille se tourne vers son frère. Finalement, elle

le trouve plutôt beau gosse avec sa peau à présent toute nickel et ses longs cheveux noirs. On dirait un guerrier apache.

— Toi tu t'en tires pas mal, question apparence. Bon, à part la voix, c'est sûr… Mais regarde-moi !

— Allons, allons, Mira, intervient Domino d'une voix paisible, il y a quand même des choses beaucoup plus graves et inquiétantes.

Elle leur raconte ce qui lui est arrivé quand elle est descendue au sous-sol, l'ouverture de la cave de gauche, et la voix horrible derrière la porte condamnée.

Les trois autres sont accrochés à ses lèvres, car depuis toujours, Domino a un vrai don pour narrer les histoires. Elle prend son temps, donne beaucoup de détails, mime avec certains gestes.

Elle finit en pianotant des doigts sur l'un de ses bras.

— Force est de reconnaître, dit-elle en guise de conclusion, que, de toute ma vie, jamais je n'ai eu une telle trouille. Regardez, rien que d'en parler, j'en ai encore la chair de Poulet.

Paul tape doucement dans ses mains, s'avance un peu sur sa chaise, pose les coudes sur la table, et c'est sur un ton très sérieux qu'il leur confie :

— À mon tour maintenant, car y a quand même quelques trucs que j'ai gardés secrets… Tu sais, maman, je t'avais dit avoir la sensation d'être épié depuis plusieurs mois, que quelqu'un, ou *quelque chose*, me suivait.

Domino approuve d'un hochement de tête.

— Eh bien voilà…

Et il leur parle de cette jeune fille transparente qui venait se pencher au-dessus de son lit pendant la nuit quand ils vivaient encore dans l'appartement, des chansons fredonnées à son oreille, de ce qui était arrivé au cinéma, du choix de la maison quand ils s'étaient trouvés à l'agence, de la colonne de lumière qu'il avait vue juste après l'enterrement de mamie Aglaé.

— Alors je ne comprends pas, commente Victorin une fois que son fils a terminé. Pourquoi cette fille fantôme a tout fait pour que nous nous installions ici… et, finalement, dans le seul but de nous terroriser ? Ça n'a aucun sens ! D'autant que tu sembles dire que cette… créature… paraît plutôt sympathique.

— Je n'y comprends pas grand-chose non plus, admet Paul en faisant la moue.

Domino se lève et vient embrasser chaleureusement son fils.

— Et moi, mon instinct de mère me souffle que mon grand pataud de presque-plus-ado est en train de tomber amoureux d'une revenante.

Paul rougit jusqu'à la racine de ses nouveaux cheveux, avant de secouer la tête avec véhémence.

— N'importe quoi… Tu te fais des films, m'man…

— Oui, c'est ça, je me fais des films…

Elle lui pince gentiment la joue.

— En tout cas, tu vois, tu disais n'avoir aucune singularité. Pourtant, j'ai bien l'impression qu'avec tout ce que tu perçois et ce que tu vois depuis des mois, ton don médiumnique est bel et bien avéré.

— Je ne sais pas… car la preuve : toi aussi tu as entendu tout un tas de trucs flippants venant de derrière la porte condamnée.

— C'est vrai ; il nous manque encore plein d'éléments

pour comprendre ce qui se passe dans cette étonnante maison… Mais reconnais quand même qu'en ce qui me concerne, aucun fantôme ne vient me dragouiller en me fredonnant des chansons à l'oreille.

— Aaaaah, s'extasie Victorin en se tapant sur le ventre, que d'aventures palpitantes nous partageons là, ma géniale famille. Et foi de Poulet, d'être maudit, possédé ou je n'sais quoi d'autre, ne vient en rien entamer mon appétit. On grignote ? J'ai une faim de loup !

Il se lève, va farfouiller dans le frigo, puis fait soudainement volte-face pour dévisager sa fille.

— Et j'y pense, mademoiselle, personne n'a fait attention à la date… mais demain, te voilà vieille de onze années ! Qu'est-ce qui te ferait plaisir comme cadeau ?

Il fallait toujours rappeler l'événement à Mirabelle. Depuis toute petite, elle détestait fêter son anniversaire. Elle affirmait que c'était une tradition aussi stupide qu'inutile.

Mais ce soir, à leur grande surprise, son visage s'illumine.

— Oui, pour une fois, j'ai une idée précise de ce que vous pourriez m'offrir… Par contre, j'ignore quel en sera le prix ni si ça sera possible.

Victorin est aux anges.

— Dis quand même ! Dis quand même !

Après le souper, les voilà de nouveau au sous-sol.

Sur le qui-vive, ils font silence un moment, leurs regards inquiets rivés sur la porte condamnée. Mais aucun bruit ne vient troubler la nuit.

Rassurés, Victorin, Mirabelle et Paul, une fois qu'ils ont enclenché l'interrupteur, partagent leur enthousiasme quant au contenu de la cave de gauche, surtout la batterie neuve installée en son centre.

Le garçon se souvient aussitôt de l'un des vers de la première chanson que le fantôme de la jeune fille lui a soufflée :

Sans toi, je suis comme une batteuse qui ne tient pas le rythme

Impossible que cela soit dû au hasard, pense-t-il, songeur.

— Dès demain je m'attelle à l'exploration de ces vieilles malles, déclare quant à lui Victorin. Nous allons peut-être y dénicher des trésors et, qui sait, des informations déterminantes sur cette maison et les fantômes qui l'occupent !

Il est excité comme une puce, pianote la circonférence du trou sur le côté droit de sa tête.

La famille Poulet décide de finir la soirée avec un jeu de société. L'ambiance est gaie, chaleureuse.

Victorin convie ensuite la tribu à l'arrière de la maison, où ils érigent une montagne avec les cartons vides. En les aspergeant d'un filet d'essence, il affirme :

— Je n'ai pas envie qu'on se fade un quatrième déménagement demain.

Bientôt, un bouquet de flammes vient flamboyer dans les ténèbres.

Avant de se mettre au lit, Domino emprunte à son mari mousse et rasoir et, avec application, se débarrasse de sa barbe.

— Ça ne coûte rien d'essayer, lui dit-elle en se glissant sous les draps et en se collant tout contre lui.

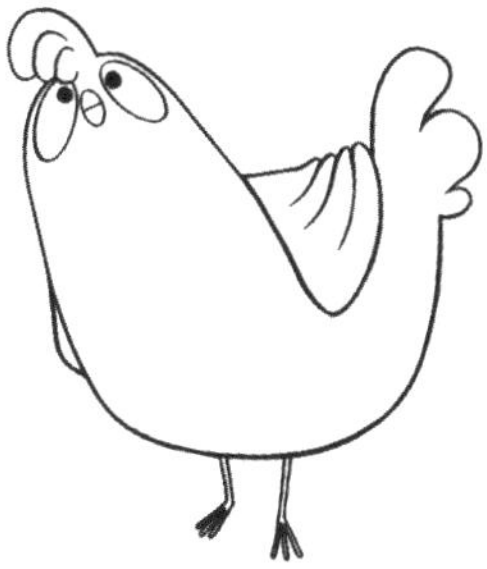

CHAPITRE 12

Libertad !

Les cris du bébé sont moins forts que la nuit précédente, mais assez intenses tout de même pour tirer Paul de son profond sommeil. Ses paupières se soulèvent avec difficulté et, l'ombre d'un instant, il pense voir au-dessus du lit l'ectoplasme de la jeune fille.

Il cligne des yeux. Mais non, il n'y a absolument rien. Seule une obscurité poisseuse qui lui colle à la peau. C'était juste une illusion créée par son esprit. Il se dit que son espoir de la revoir est si fort que son imagination finit par lui jouer des tours.

Paul laisse Mirabelle et Styx dans les bras de Morphée et quitte la chambre, se laissant guider par les sanglots lancinants du nourrisson. Le plancher est frais sous ses pieds nus. Par contre, hors de question qu'il aille se balader du côté des caves.

En descendant l'escalier qui mène au rez-de-chaussée,

il prend conscience que les étonnantes métamorphoses opèrent toujours. Les longs cheveux noirs de sa sœur tombent en cascade sur ses épaules et dans son dos.

Dans la cuisine, un rayon lancé par la lune s'est frayé un chemin à travers la fenêtre et fend la pièce en deux.

Assise sur l'une des chaises de la table ronde, une silhouette diaphane, presque transparente. Ce n'est pas la jeune fille. C'est une femme plus âgée, constate-t-il, bien que l'apparition soit trop floue pour qu'il puisse saisir avec précision les détails de ses traits.

Un nouveau fantôme.

C'est comme une voix venue d'un autre monde qui vient énoncer cela en bordure de son esprit.

Paul s'est figé. Il perçoit son propre sang affluer, tambouriner contre les parois de sa carotide.

Les pleurs du bébé se sont arrêtés.

La dame chante une berceuse. Le garçon comprend qu'elle tient l'enfant blotti contre elle.

D'abord de trois quarts, elle finit par pivoter lentement sur son axe. Elle fait maintenant face à Paul. Son visage est comme brouillé, si bien qu'il ne peut déchiffrer une quelconque expression. Mais un grognement d'avertissement, sourd et inquiétant, monte de la gorge du fantôme.

Saisi par l'effroi, Paul recule de quelques pas maladroits, avant que ses talons ne butent contre le bas de l'escalier. Sans demander son reste, il fait volte-face et se précipite à l'étage.

Chapitre 12

— Notre joli feu de joie d'hier n'a été d'aucune utilité, reconnaît Victorin en lâchant un soupir qui en dit long.

Il se tient sur le seuil de la porte d'entrée. Le soleil vient d'éclore derrière les collines. Au centre de la cour se dresse, non pas une pyramide de cartons, mais une montagne anarchique de toutes leurs affaires, le tout empilé n'importe comment, au petit bonheur la chance. Cette fois, Styx n'a pas pris le risque d'escalader cet improbable monticule. Aussi se contente-t-il de demeurer au pied de l'éminence, assis sur son séant, à miauler le même refrain à qui veut l'entendre. On s'en doute bien :

Je veux retourner à l'autre maison !

Je veux retourner à l'autre maison !

Domino vient glisser sa tête sous le bras de son mari.

— Ras la casquette, se lamente-t-elle. Nous voilà à faire encore plus de déménagements que des déménageurs. Et le pire, c'est que c'était quand même plus facile avec les cartons. Au moins les choses étaient en grande partie triées. Là, c'est un vrai capharnaüm. Regarde, y a même la vaisselle de mélangée…

Ils se hâtent de faire le tour de la bâtisse et constatent qu'effectivement, aujourd'hui, le pré carré n'affiche aucun message.

— Bon signe ou mauvais signe ? questionne Domino sans attendre vraiment de réponse.

Elle passe ses doigts fins dans sa barbe. Celle-ci a repoussé à vitesse grand V pendant la nuit.

— Bon, de toute façon, je ne comprends strictement rien au mode de pensée de ces foutus fantômes !

Domino est *presque* énervée, ce qui est peu, mais alors très peu, courant.

Victorin lui confie dans un murmure, comme s'il y avait des oreilles indiscrètes :

— Allons, ma reine, pas de découragement. Nous allons tout reranger. Quand ces loustics finiront par comprendre que nous sommes largement plus entêtés qu'eux, ils finiront par se lasser, crois-moi.

En fin de matinée, Paul et son père vont préparer le repas d'anniversaire de Mirabelle.

Son plat préféré pour la circonstance : un gratin de courgettes et de champignons nappé d'une demi-tonne de parmesan. Et pour le dessert un tiramisu, dont elle raffole également.

Onze bougies sont donc plantées et, une fois soufflées, on sort les instruments. Allez hop : violon, guitare, trompette et contrebasse. L'ambiance est à la fête et, pendant deux bonnes heures, la tribu Poulet oublie les tiroirs, placards et armoires qu'il leur reste encore à remplir avant ce soir.

Tout en grattant ses cordes avec entrain, Paul ne peut s'empêcher de penser : si la jeune fille fantôme est batteuse, peut-être que de jouer de la musique va l'attirer, la pousser à se manifester…

Et en songeant à cela, de nouveau cette étrange sensation vient lui chauffer le ventre.

Mais malheureusement, aucun fantôme ne se pointe.

Le petit concert improvisé terminé, Mirabelle, Paul et Domino se mettent à taper dans leurs mains en scandant :

— Le cadeau ! Le cadeau ! Le cadeau !

Victorin est dans un état d'excitation sans précédent quand il se précipite dehors, pour revenir cinq minutes plus tard en tirant une longe… Longe au bout de laquelle apparaît Salvatore, qui ouvre des yeux ronds, tout surpris qu'on l'autorise à promener ses sabots à l'intérieur d'une maison humaine.

— JOYEUX ANNIVERSAIRE, MA GÉNIALE FILLE ! hurle Victorin, aussitôt rejoint par l'âne, qui leur offre à son tour un cacophonique concert de braiments.

La jeune fille saute au cou de l'animal.

— *Libertad* ! crie-t-elle, victorieuse. Tu n'as plus à t'inquiéter, lui susurre-t-elle ensuite. Te voilà maintenant libéré de cette horrible créature qui nous sert de voisin. Je vais bien m'occuper de toi, tu verras. Déjà, première chose à faire : te remplumer… Maman, je peux piocher dans le frigo pour donner à Salvatore un repas digne de ce nom ?

— Évidemment, ma toute belle. Mais donne-lui d'abord en petite quantité, car son estomac n'est pas habitué à une nourriture trop riche… Pour le « remplumer », comme tu dis, il va falloir y aller progressivement.

Victorin se laisse tomber sur sa chaise, visiblement repu de bonheur et de satisfaction. Il pianote l'emplacement de sa non-oreille, avant de se resservir une copieuse part de tiramisu. Tout en mastiquant avidement, il grelotte de rire :

— Si vous aviez vu la tête de ce cher monsieur Musaraigne quand je lui ai proposé de racheter sa bête. La mâchoire lui en tombait. Le bougre sait y faire en matière de négociations. Je pense qu'il me l'a refourguée au centuple de sa valeur. Mais peu importe. Mira, tu sembles heureuse comme jamais encore tu ne l'as été. Et ça, ça n'a pas de prix.

Puis il rit de plus belle.

— « Tiens, je vois que vous avez coupé votre barbe, m'a-t-il dit. Vous faites plus jeune… Et quelle idée saugrenue que de porter un anorak par un temps pareil… » Hé hé hé, fallait bien dissimuler ma nouvelle poitrine !

Il avale tout rond une dernière bouchée de gâteau.

— Au fait, j'ai une autre surprise qui devrait nous être livrée demain. Pour toute la famille cette fois. Oh, trois fois rien, une petite bricole… Par contre, ça m'a pris du temps pour faire une simple commande, avec cet Internet capricieux.

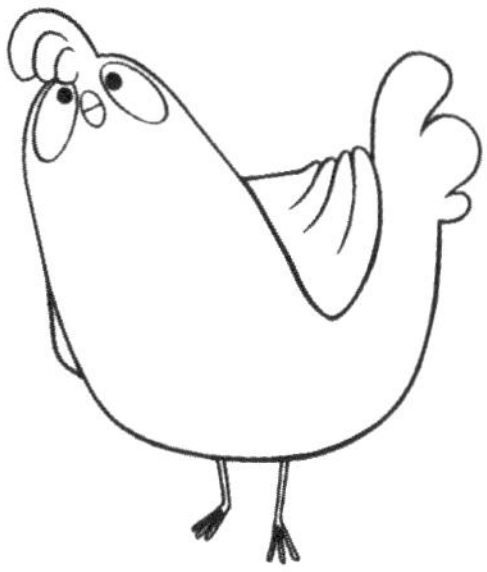

CHAPITRE 13

Olé !

En milieu d'après-midi, Mirabelle se soustrait au ré-ré-ré-réemménagement. Domino n'en fait aucun cas :

— C'est ton jour d'anniversaire, ma chérie, va gambader tout ton saoul.

Et c'est donc en alternant sautillements et courses à en perdre haleine qu'elle descend d'abord le long de la route, avant de couper à travers champs sur la droite. Salvatore la suit comme un chien, caracole en soufflant de satisfaction. De sa déjà longue vie, c'est la première fois qu'il quitte le périmètre restreint de son désormais ancien maître. Et qui plus est, sans qu'on lui ait passé une longe autour du cou. Alors oui, la petite humaine a raison : *libertad* !

Victorin a bien senti les choses car Mirabelle est folle de bonheur.

Elle oblique encore une fois sur la droite, atterrit en

bordure d'une clairière, ralentit l'allure, prend le temps de câliner quelques arbres. Avant de s'immobiliser.

Elle se trouve dans une prairie étroite et, à cent cinquante mètres, paissent une bonne quarantaine de vaches.

Elle se souvient des propos de monsieur Musaraigne : « C'est un endroit bien joli, bucolique à souhait… Je vous déconseille néanmoins d'approcher ces bêtes-là de trop près. Tout le monde le sait dans l'coin que c'est dangereux. »

Faisant fi des avertissements du vieillard, la jeune fille avance à grandes enjambées en direction des bovins, l'âne dans son sillage.

Elle n'est plus qu'à cent mètres, quand une main vient se poser sur son épaule. Elle pousse un cri de stupeur, se retourne d'un bond, s'attendant à se trouver nez à nez avec Paul qui l'aurait suivie… Mais non, il n'y a personne. Seulement Salvatore qui la dévisage avec curiosité.

Ensuite on lui pince le nez. Sans ménagement. Cette fois c'est de douleur qu'elle crie.

— Qui êtes-vous ?! couine-t-elle.

Pour seule réponse, elle obtient un braiment inquiet de son nouveau compagnon.

Alors virevoltant sur elle-même, Mirabelle se met à boxer dans le vide, afin de donner la réplique à son agresseur invisible. Mais ses poings ne font que brasser de l'air et, à la surface de son esprit, il lui semble entendre un rire moqueur.

Elle se fige, porte toute sa concentration sur d'éventuels effluves autour d'elle en sniffant à plein régime de son nez endolori.

Chapitre 13

Les parfums, bien que très légers, parviennent au seuil de ses narines. Elle ne perçoit aucune colère ni agressivité. Non, plutôt de l'amusement. Et derrière cette première fragrance, quelque chose de têtu, presque obstiné même.

Dans le même temps, elle se rend compte que les vaches se sont regroupées et, toutes sans exception, la fixent de leur regard placide. S'ensuit un concert de meuglements auxquels Salvatore répond par une longue plainte.

Puis le troupeau, d'un seul corps, se met en branle. D'abord en piétinant, avant d'accélérer l'allure.

L'effroi paralyse Mirabelle. Impossible de remuer la moindre articulation, le moindre muscle.

Quand une voix vient lui souffler à l'oreille :

— Tu vas voir, c'est plutôt fun que de mourir aplati sous un déferlement de sabots !

Le timbre file dans les graves, avant de légèrement grimper dans les aigus en fin de phrase.

C'est un garçon, comprend-elle. Il est en train de muer, comme Paul. Elle ne parvient pas à organiser ses idées, avec les mastodontes qui lui viennent droit dessus.

Fébrile, elle recule maladroitement de trois pas, tandis que Salvatore prend la poudre d'escampette dans le sens opposé.

— Allez, on va tester ton agilité. Ah ! Ah ! Ah ! Tu as juste à suivre mes indications si tu n'veux pas crever la bouche ouverte dans ce pré. Hi ! Hi ! Hi !

La horde de bovidés a resserré ses rangs. Le troupeau s'étire maintenant en une seule et unique colonne.

Elles vont me rentrer dedans les unes après les autres, comprend-elle au bord de l'asphyxie.

— Si tu décides de leur tourner le dos et de sprinter

dans l'autre sens, reprend le garçon invisible, tu n'as aucune chance de t'en tirer. Fais face.

Mirabelle obtempère. Elle n'a pas le choix.

Quand la vache de tête arrive sur elle à toute allure, mufle et cornes en avant, une poignée de secondes avant l'impact, la voix lui crie :

— Quatre pas chassés sur la droite !

La jeune fille s'exécute, esquivant de justesse le puissant animal.

— *OLÉ* ! scande le garçon visiblement au comble de la félicité.

Il m'a prise pour une de ces saletés de toreros, pense Mirabelle, complètement déboussolée.

Dans la précipitation, son pied dérape sur une bouse et elle atterrit sur les fesses.

— DEBOUT ! VITE ! avertit la voix.

Elle se relève en poussant sur ses mains, plantant profondément ses doigts dans les excréments de ses assaillantes.

Quand la deuxième vache lui arrive dessus, la fillette est hagarde, chancelante.

— Roulade à gauche !

Et le spectacle se poursuit ainsi.

Quarante acrobaties pour quarante vaches.

Suivant les instructions à la lettre, Mirabelle, digne des plus grands gymnastes, survit à l'épreuve.

À présent, les vaches se sont tranquillement regroupées à la lisière des bois et reprennent leur broutage nonchalant sans plus se soucier le moins du monde de la jeune fille.

Complètement épuisée, couverte des pieds à la tête de

bouse et de terre, elle glisse au sol, s'allonge sur le dos, met un temps fou à retrouver son souffle.

— Qui que tu sois, foi de Poulet, tu me paieras ça un jour ! finit-elle par clamer.

À cet instant, Salvatore, sur le retour, vient lui lécher le front et les joues.

— Oui, c'est ça… T'as raison, bisouille-moi pour te faire pardonner, espèce de gros lâche…

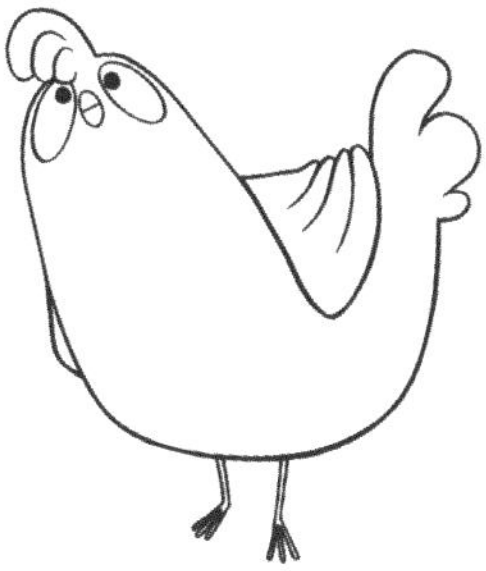

CHAPITRE 14

Poulet et Pinson

— Tu crois que c'était la même entité qui a essayé de nous tuer avec la voiture ? demande Paul, intrigué.

Mirabelle secoue la tête. Elle sort tout juste de la douche, a enfilé des habits propres et frotte à l'aide d'une serviette la tignasse mouillée et en pétard héritée de son frère.

— Je suis certaine que non. Un autre fantôme encore. Bon, tout aussi flippant, mais pas de la même façon…

Elle renifle le dessus de ses bras. Il lui semble que derrière le parfum du savon persiste l'odeur piquante de la bouse de vache.

— Un garçon à peu près de ton âge, ajoute-t-elle. Je l'entendais clairement me parler même si, forcément, il restait invisible. Un petit rigolo, j'ai l'impression, et qui n'a pas froid aux yeux.

Paul soupire en rejetant en arrière sa longue chevelure

corbeau. Il doute de plus en plus de la singularité de ses prétendus dons médiumniques. Car visiblement, les autres membres de la tribu perçoivent eux aussi les manifestations surnaturelles. Ce constat, il doit le reconnaître, le déçoit quelque peu… à moins que… La colonne de lumière. Peut-être est-il le seul à la voir, quoiqu'il n'en ait pas revu depuis le soir où mamie Aglaé a été inhumée.

C'est la fin de l'après-midi et une brise chaude souffle dans la cour, prémices de l'été qui se rapproche.

Les parents Poulet font les derniers allers-retours pour remiser leurs affaires dans la bâtisse. La montagne d'objets a fondu en un petit tas. Enfin.

Ils se plaignent tous les deux de cette chaleur inattendue. La sueur perle à leur front.

— Je ne savais pas qu'une barbe pouvait tenir aussi chaud, commente Domino. Et que ça démangeait autant. C'est très désagréable.

— Et moi j'ignorais qu'une poitrine pouvait être si encombrante !

Saisie comme souvent d'un fulgurant élan de tendresse, la grande dame altière aux cheveux blancs vient embrasser ses enfants l'un après l'autre, claquant sur leurs joues des bises sonores et piquantes. Avant d'avoir un mouvement de menton en direction de la maison.

— Au final, combien y a-t-il d'ectoplasmes entre ces quatre murs ? La femme et son bébé, la jeune fille qui suit Paul depuis plusieurs mois, celui qui s'est démené pour qu'on finisse au fond de la mare… et le garçon qui a contraint Mira à faire de l'esquive de vaches…

— Sans oublier la Chose enfermée dans la cave,

complète Victorin en s'étirant le dos. Il grimace de douleur.

Nom d'un croupion de poulet, pense-t-il, *jamais j'aurais pu faire déménageur. Ces pauvres bougres doivent finir tout cassés dans un fauteuil roulant avant même l'âge de la retraite.*

— Allez, se motive-t-il ensuite, la curiosité est toujours plus forte que la fatigue. Je vais fourrer mon bec de gallinacé dans les malles stockées au sous-sol. Peut-être que nous en apprendrons davantage sur cet endroit.

Tandis qu'il s'engouffre dans le hall d'entrée en sifflotant joyeusement, Mirabelle s'assoit en tailleur, à même le sol en terre battue, penche la tête en arrière, savoure les rayons encore tièdes du soleil déclinant, pendant que Styx vient lui tourner autour en poussant d'inhabituels miaulements. Plus longs et plus insistants que d'habitude. Et tout en menant son concerto, le chat ne quitte pas la jeune fille du regard.

— Que lui arrive-t-il ? s'étonne Domino.

— Je n'en ai aucune idée. Il me suit comme ça depuis que je suis revenue de la prairie aux vaches. Même quand j'étais dans la salle de bains, il attendait comme une pauvrette derrière la porte.

Paul a le regard rivé plus loin, vers le carré de verdure attenant à la grange.

— Mira, j'ai l'impression que ton nouveau copain l'âne a un comportement bizarre lui aussi.

La jeune fille se relève, suivie de près par le félin, et ils vont tous les quatre voir ce qu'il en est.

Salvatore est en effet allongé sur le ventre et fixe avec intensité des petits tas de terre retournée dans le champ, signe de la présence de quelques taupes prudemment enfouies.

L'animal pousse une sorte de râle. Il a replié sous lui ses pattes arrière, remue du popotin et, tendu comme une arbalète, semble sur le point de bondir dès que surviendrait le moindre frémissement au sommet de l'une des éminences terreuses.

Paul éclate de rire.

— Dis-moi, maman, toi qui es spécialiste du comportement animal, tu as déjà vu un âne se tenir comme ça, à l'affût ?

Domino, dubitative, se gratte la barbe.

— Non, je dois dire que c'est assez… troublant.

Mirabelle vient s'accroupir devant l'âne et lui caresse avec énergie la base des oreilles.

— Alors, mon gros, qu'est-ce qui t'arrive ? T'as oublié à quelle espèce tu appartenais ?

Et à la grande surprise de la fillette, Salvatore recule la tête pour échapper à ses caresses, se redresse sur ses sabots et s'éloigne au petit trot sans demander son reste, visiblement contrarié qu'on soit venu le déranger dans son entreprise.

— Mais, mais… se lamente la jeune fille. Il n'est pas comme ça d'habitude.

Domino écarquille les yeux. Une lueur traverse son regard gris.

— Voyez ce que fait Styx, à présent ! Il, il…

Le chat a enfin lâché les basques de Mirabelle et déambule un peu plus loin, arrachant du sol de copieuses touffes d'herbe pour tranquillement les mâchouiller.

— Les félins se nourrissent habituellement de

végétaux, réussit-elle à articuler, seulement en toutes petites quantités, quand ils ont besoin de se purger… Mais là, Styx est carrément en train de brouter !

Paul s'esclaffe de nouveau.

— Je crois que nous assistons là à un nouveau sortilège, parvient-il à dire entre deux hoquets de rire. Vous percutez pas ?! C'est trop drôle : Styx a pris le corps de Salvatore, et inversement !

— Je suis excité ! Je suis excité ! Je suis excité !

Victorin ne tient pas en place. Il fait littéralement des petits sauts dans la cuisine.

— Non mais regardez-moi toutes ces merveilles ! s'extasie-t-il, en tripatouillant sa non-oreille..

Il a consciencieusement farfouillé dans les malles et étalé sur la table le fruit de ses trouvailles.

Approchant une main fébrile, il vient promener ses doigts sur le rebord de ce qui semble être un berceau.

— Vous vous rendez compte, c'est un couffin, d'un autre temps, d'une autre époque, parfaitement conservé.

Vient à Paul l'image de la femme tenant le bébé contre son sein qu'il a surprise la nuit précédente. Il a un mal fou à déglutir.

— Et ça, poursuit Victorin, c'est la panoplie complète d'un fantassin de la Grande Guerre, celle de 14-18. Incroyable.

Il touche l'uniforme bleu horizon, puis le fameux

casque Adrian, les bretelles à cartouchières, les chaussures brodequins, le masque à gaz. Son visage se trouble plus encore quand son index passe sur la garde d'un poignard rangé dans son étui, puis, posée à côté, la baïonnette. Il s'en empare avec une étonnante délicatesse.

— Dire que ce truc-là a dû transpercer des abdomens et des poitrines de soldats allemands, lâche-t-il, comme hypnotisé.

Les autres sont tous trois parcourus d'un frémissement désagréable le long de l'échine.

Et le timbre de voix de Victorin s'émeut plus encore quand il brandit le fusil.

— D'époque, que je vous dis. Je suis allé voir sur notre Internet capricieux. Modèle Berthier 1916. Munitions de 8 millimètres. Chargeur de cinq cartouches. Portée jusqu'à 2 400 mètres. Poids : 3,5 kg. Par mes fesses de poulet frit, ça fait un choc, quand tu sais que tout ce barda a sûrement été utilisé pendant quatre ans de tranchée. Et ça alors ! Ni plus ni moins que quatre grenades explosives. Des percutantes, marque Citron Foug.

Domino blêmit.

— Pour ce qui est des grenades, mon Vic chéri, tu vas, dès demain, me les enterrer au fond du jardin à au moins un mètre de profondeur. Et ce n'est pas un simple conseil, mais bien un ordre.

Victorin acquiesce d'un hochement de tête, avant de s'asseoir à table et de leur présenter une enveloppe grise, dont il tire une photo jaunie par le passage de plusieurs décennies.

— Et voici la cerise sur le gâteau, déclare-t-il.

Domino, Paul et Mirabelle se postent derrière lui,

regardent par-dessus son épaule.

Sur le cliché, une famille pose dans la cour de la maison, avec les portes de la grange en décor de fond. Ils affichent de grands sourires, ont tous sans exception les cheveux roux et le visage parsemé de taches de rousseur. La mère, le père et les deux enfants. Une fille d'environ dix ans et un garçon un peu plus jeune.

— La dame, avance Paul, pourrait bien être celle que j'ai surprise la nuit dernière.

— Pas de bébé sur la photo, commente pour sa part Mirabelle.

— Peut-être pas encore né, réfléchit Victorin à voix haute.

Il tourne le cliché. Au verso, une écriture très appliquée, élégante, tracée à l'encre :

Famille Pinson :
Madeleine et Henri,
Jeanne et Léon,
Mai 1914.

À la vue du prénom Jeanne, le cœur de Paul se contracte un peu. Peut-être que c'est la fille fantôme, quand elle était plus jeune…

— Fichtre, cette photo a été prise moins de trois mois avant le début de la guerre, commente Victorin toujours aussi fasciné.

— Maman, questionne Paul, un pinson, c'est un oiseau, non ?

— Exact. Un passereau granivore. Un oiseau chanteur. Proche du moineau.

— Ah ah ah, s'enthousiasme Victorin. Alors Poulet et Pinson, c'est un peu comme de lointains cousins !

Et il part d'un rire tonitruant.

Dans la cuisine, cette déflagration tonne comme un coup de canon.

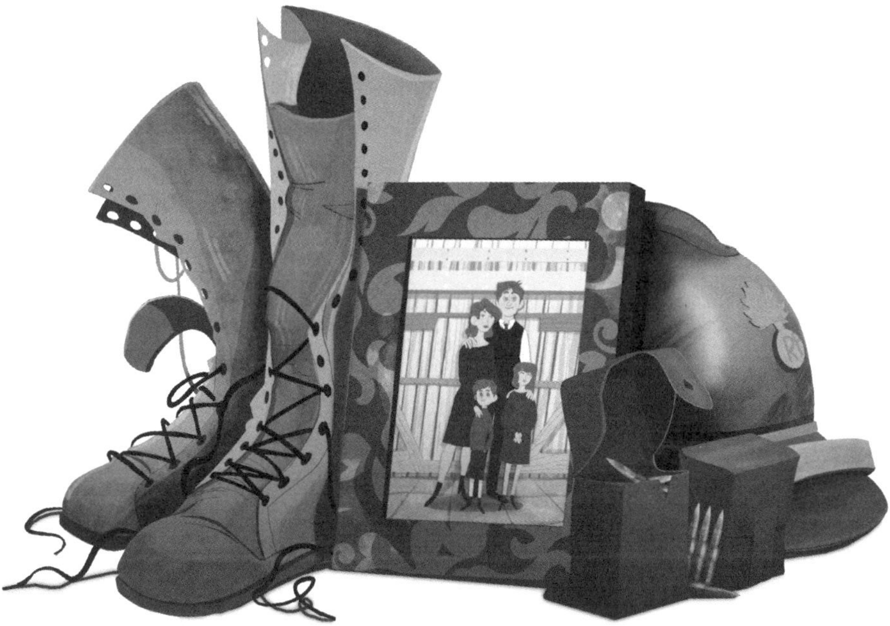

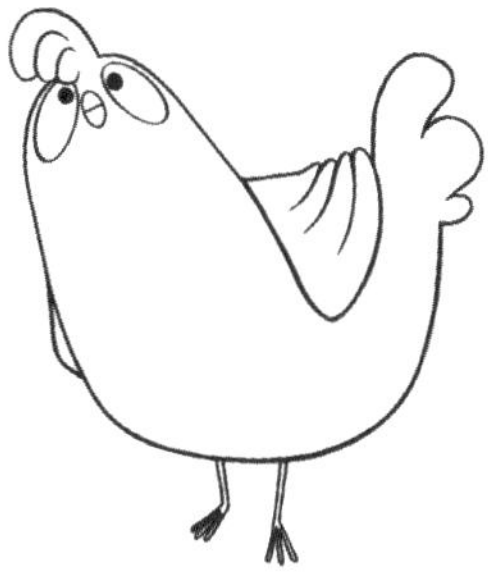

CHAPITRE 15

Tonnerre et pluie

Telle une grande couverture de ténèbres, la nuit s'est étendue sur les murs et sur le toit de la bâtisse. Pas un morceau de lune, aucune pluie d'étoiles pour décorer le vaste ciel.

Une nuit que l'on peut qualifier d'étouffante.

Alors que la famille Poulet termine de dîner – de délicieuses lasagnes aux légumes , les premières gouttes de pluie viennent s'écraser contre les vitres.

Styx, dans le corps de Salvatore, a essayé, de se rouler en boule sous la table de la cuisine, manquant retourner cette dernière et provoquer ainsi une catastrophe domestique. L'âne a été congédié sur le tapis du salon, tandis que Salvatore, sous l'apparence du chat, promène sa truffe dans tout le rez-de-chaussée, reniflant carrelage, plinthes et parquet.

À présent, Victorin ajuste ses lèvres sur l'embout de sa trompette.

— Bon, reconnaît-il, je suis d'accord avec toi, ma reine, c'est une idée quelque peu farfelue… mais on ne risque pas grand-chose à l'essayer.

Domino se gratte la barbe avant d'enlacer sa contrebasse.

— Si, il y a quand même un risque : aller se coucher avec un mal de tête carabiné, rétorque-t-elle en pianotant les grosses cordes de ses doigts fins. Ou pire, ajoute-t-elle avec un sourire mutin : avoir les oreilles qui saignent… Bon, les enfants, vous êtes prêts ?

Mirabelle et Paul hochent la tête. La jeune fille accorde son violon, le garçon sa guitare.

— Comment procède-t-on ? demande Domino.

— C'est bête comme chou, explique Victorin. On inverse accords mineurs et accords majeurs, et on glisse adroitement quelques fausses notes par-ci par-là.

— Ça va être horrible, lâche Mirabelle en grimaçant.

— Ignoble, ajoute Paul.

C'était ça l'idée de Victorin : il s'est dit que les fantômes seraient peut-être sensibles à de la très mauvaise musique. Un concert de dix-sept titres, entièrement faux, qui les chasserait de la maison.

Mais dès la troisième chanson, chat et âne se mettent à miauler et à braire si fort à cause de cette cascade de mauvaises notes que les musiciens Poulet, assommés par ce vacarme ambiant, sont contraints d'interrompre leur affreux répertoire.

— J'ai les oreilles qui bourdonnent, se plaint Mirabelle en finissant de se brosser les dents. Je crois que le pire, c'était la trompette de papa !

Chapitre 15

Il n'est pas loin de minuit et elle doit parler fort pour couvrir le déferlement de pluie qui vient maintenant battre les tuiles du toit. Ils ont retrouvé leur chambre. Des éclairs viennent imprimer des zébrures de lumière sur les vitres, alors qu'au loin on devine le tonnerre qui se rapproche. Les déflagrations sont de plus en plus sourdes.

— Heu, je crois que question couchage, on va avoir un petit souci, sœurette.

Paul se tient debout face au lit, mains sur les hanches.

Se mirant dans la glace au-dessus du lavabo, la jeune fille se passe les mains dans sa chevelure en pétard, appuie du bout des doigts sur les dizaines de boutons qui parsèment son visage, comme si c'étaient les touches d'un clavier d'ordinateur.

— Je ressemble vraiment à rien… se lamente-t-elle. C'est quoi, le petit souci ?

Elle se retourne et sniffe en direction de son frère. Ça sent le fou rire à plein nez.

Comme chaque soir, Styx s'est confortablement installé au centre du matelas. Sauf que c'est un âne recroquevillé sur lui-même qui occupe donc la quasi-totalité du lit. Pendant que le chat est allongé au sol, étalé de tout son long sur le tapis, les yeux grands ouverts. Ses flancs sursautent toutes les quinze secondes.

— Je n'ai jamais vu un félin pris d'un tel hoquet, constate Mirabelle en pointant le chat du doigt, avant de venir se poster aux côtés de son frère. Elle aussi pose les mains sur ses hanches, sourire aux lèvres.

— Rien d'étonnant, avec toute l'herbe dont il s'est empiffré. Son système digestif n'est pas du tout habitué à un tel régime, explique le garçon.

— Salvatore – enfin je veux dire, Styx – fait un drôle de bruit lui aussi.

Paul finit par éclater de rire.

— Ma parole, je crois bien qu'on a devant nous un âne qui essaie de ronronner ! Du jamais-vu !

Victorin est tiré de son rêve à 3 h 30 précises. Ou plutôt de son cauchemar. Il court en zigzaguant sur une étendue de terre devenue un gruyère tellement il y a des trous d'obus. Le no man's land entre les deux lignes de tranchées, française et allemande. Il est vêtu de l'uniforme bleu horizon et fonce, fusil pointé, baïonnette au clair, vers un ennemi invisible.

Quand il se redresse dans son lit, il lui faut quelques secondes pour revenir de pleins pieds dans la réalité. Car, dans son esprit, le tonnerre qui joue des percussions au-dessus de leurs têtes se confond avec les spasmes du canon.

Domino est elle aussi réveillée. Il devine ses yeux gris et sa chevelure neige dans l'obscurité. Elle tâtonne pour saisir l'interrupteur de leur lampe de chevet. Mais l'ampoule demeure éteinte.

— Il n'y a plus d'électricité, annonce-t-elle en tendant la main pour attraper sa robe de chambre.

La seule lumière provient des éclairs dessinant des arabesques sur les fenêtres de leur chambre.

En se mettant debout, il lui semble que son pied gauche

s'enfonce légèrement plus que le droit, comme si l'une des lattes au pied du lit était moins bien clouée que les autres.

Mais pour l'instant, elle ne s'attarde guère sur cette constatation. Une autre chose lui occupe entièrement l'esprit.

— Vic, tu as entendu ?

— Quoi, ma déesse ? Le tonnerre ? Oui, ça, pour sûr, je l'entends !

— Non, il y a eu un autre bruit au milieu de ce vacarme… Merde, crotte, flûte, fait suer… comme quelque chose qui se brise. Allons, debout ! Prends ton portable, mets la torche !

Dans la chambre d'à côté, ce sont le chat et l'âne qui ont bruyamment sonné l'alarme. Braiments et miaulements conjugués ; difficile de faire réveil plus efficace. Mirabelle et Paul sont sur le seuil de la porte. Le garçon est pris d'un mauvais pressentiment, tandis que la jeune fille, nez en l'air, renifle une brise de colère noire soufflant dans la maison.

Les membres du clan Poulet se retrouvent ainsi dans le couloir, collés les uns aux autres, y compris Styx et Salvatore. Ils avancent comme une mêlée de rugby jusqu'en haut de l'escalier, seulement guidés par le rectangle de lumière blafarde crachée par le téléphone de Victorin.

Entre deux nouveaux coups de tonnerre, le bruit qu'évoquait Domino ressurgit.

Ils se tétanisent. Même l'âne et le chat ont cessé leurs vociférations. C'est bien du bois que l'on fracasse que l'on entend. Du bois que l'on fracasse en utilisant quelque chose de contondant ou de tranchant.

— Par la chair de poulet qui m'électrise la couenne, constate Victorin, ça vient du sous-sol, c'est certain.

Et il balaye du bout des doigts le petit trou sur le côté droit de sa tête.

— C'est le monstre qui essaie de sortir de la cave en défonçant la porte condamnée, ajoute Paul. C'est la cata.

— Faudrait peut-être qu'on s'arme ? soulève le père. Mince, le fusil est resté dans le salon.

Des quatre, il semble que ce soit Mirabelle qui ait conservé le plus son sang-froid. Elle repart illico dans leur chambre, en revient avec une batte de baseball et le fameux pied-de-biche.

Ils descendent les marches une à une, dans une sorte de ralenti, comme s'ils progressaient sous l'eau, tandis qu'au-dessus de leurs têtes, le ciel continue de vomir des tonnes de pluie sur le toit.

En parvenant dans la cuisine, ils se figent à nouveau. Ça se confirme car, venant des entrailles de la maison, le bruit suivant est clairement celui des planches qu'on arrache, du bois qui se déchire et vole en éclats.

Et ce qui suit est pire encore : le cliquetis d'une chaîne sur laquelle on tire. Puis un bout de ferraille qu'on arrache d'un pan de mur. Et enfin un grognement sourd, un grognement long, terrifiant, comme si un loup géant avait pris possession de la cave.

Styx et Salvatore vont aussitôt se carapater dans l'un des angles de la cuisine, se serrant, se collant l'un à l'autre contre le frigo.

Même s'il a les dents qui claquent, Victorin ne peut s'empêcher de balancer un trait d'humour :

Chapitre 15

— Peut-être que cette créature est simplement un fin mélomane, et qu'elle n'a pas apprécié, mais alors pas du tout, notre petit concert spécial d'hier soir.

Les autres répondent d'un rire jaune, à peine crispé.

En plus des grognements, ce sont maintenant des raclements qui montent du couloir enténébré.

— Cette horreur est en train de gravir les escaliers, en déduit Domino d'une voix blanche.

Courageusement, Paul et Mirabelle viennent se poster en avant-garde, batte et pied-de-biche brandis.

Pendant ce temps, Victorin, lui, recule de quelques pas pour aller farfouiller à l'aveuglette sur la table du salon, où il a laissé la veille tout l'équipement militaire trouvé dans la malle.

— Mais purée, papa ! Ramène ton portable par ici, l'invective Paul, on y voit encore moins que dans le trou du cul d'un chameau !

Alors que les raclements contre les marches en ciment s'intensifient, ainsi que la plainte métallique des chaînes traînant sur le sol.

Victorin obtempère.

— Désolé, désolé, désolé…

Le petit ruisseau de lumière vient se déverser dans le grand rectangle de ténèbres.

Et soudain, dans le petit ruisseau de lumière, un visage apparaît.

Ou tout du moins, une esquisse de visage.

La tribu Poulet, les yeux écarquillés d'horreur, se met à hurler.

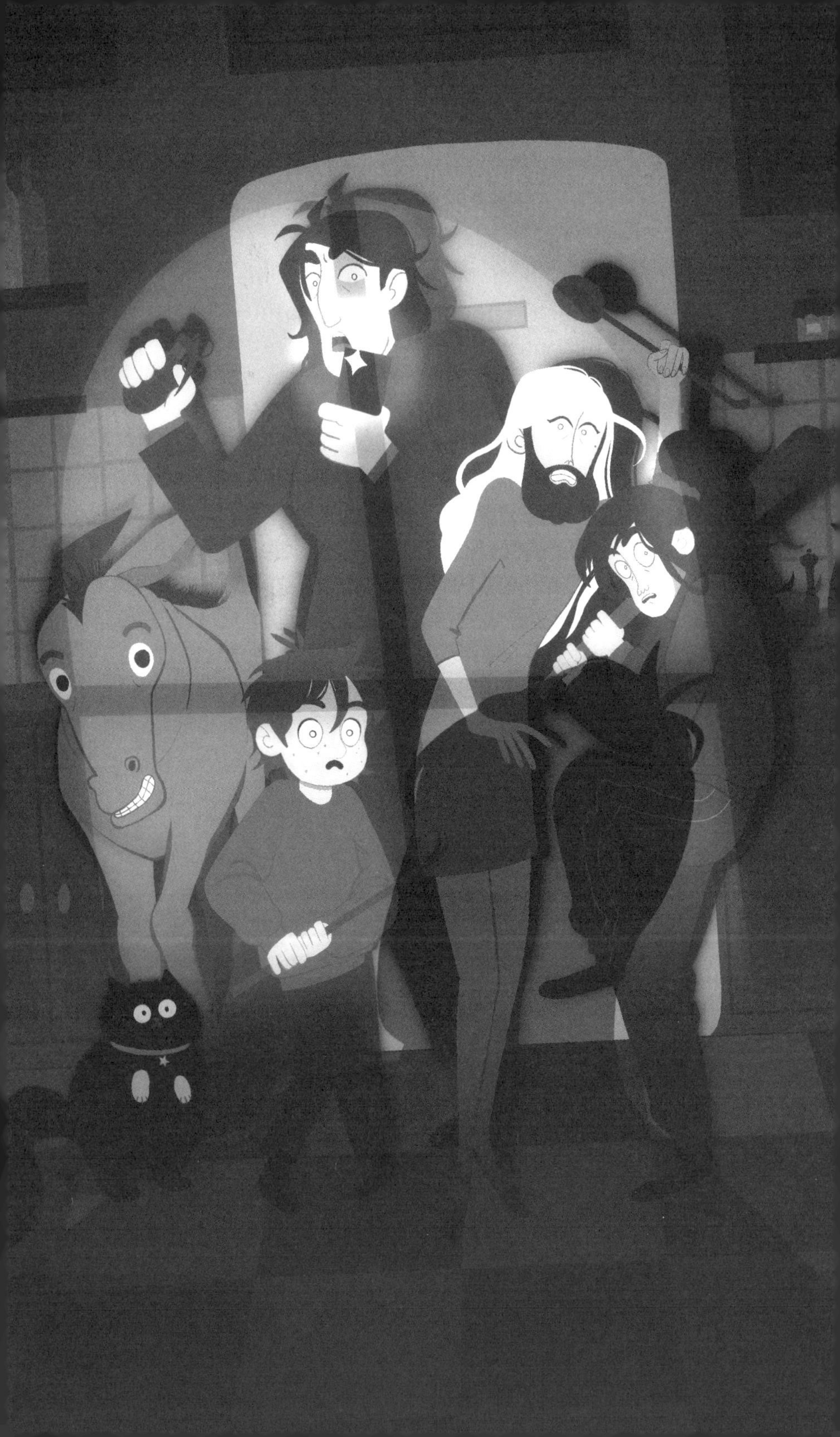

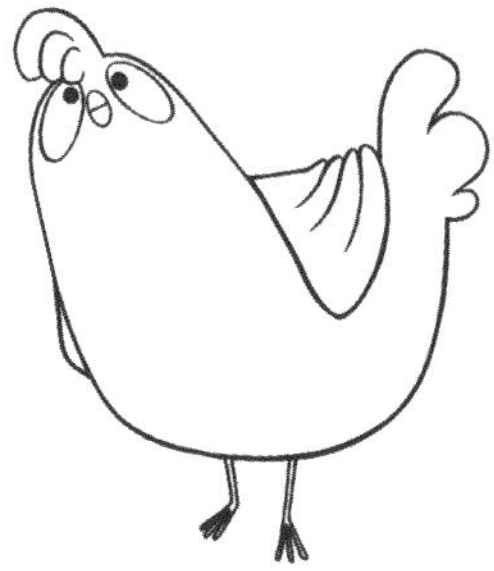

CHAPITRE 16

On va finir en aiguillettes de poulet

La seule pensée qui vient alors envahir le cerveau en ébullition de Mirabelle est : *ce n'est pas seulement de la colère que dégage cette chose, mais bien de la fureur.*

Une esquisse de visage.

L'œil droit les fixe. Une pupille bleu océan. Mais l'emplacement où l'œil gauche aurait dû se trouver n'affiche qu'une orbite profonde et noire. Un œil en vie, un œil mort. Cela aboutit à un regard entamé, terrible.

L'homme qui leur fait face n'a pas de nez non plus. À la place, une cavité, comme si on avait enfoncé d'un coup ultraviolent l'appendice à l'intérieur de son visage. Et il ne reste que deux petits trous d'épingles en guise de narines.

Le front et le crâne forment un incroyable amas de chair et de cheveux agencés n'importe comment. Un mélange chaotique, pas du tout naturel, parfaitement dysharmonique. Sans doute aurait-on obtenu semblable résultat en lui plongeant la tête dans un mixer.

Et la mâchoire, se dit encore Mirabelle, *mon Dieu, la mâchoire…*

Il manque tout un pan de la joue gauche, si bien qu'apparaissent au grand jour les gencives surmontées de deux rangées de dents plantées toutes de guingois.

La créature continue de grogner en avançant encore de deux pas, traînant derrière elle une lourde chaîne faite de maillons en métal qu'elle tient à pleines mains.

Paul, la batte de baseball qu'il a pris à sa sœur au clair, n'a plus une once de salive. Il constate que l'apparition est beaucoup moins translucide que la jeune fille fantôme et que la dame au bébé. « Davantage incarnée », pourrait-on dire ? Une chair avec davantage de consistance. En bref, qu'elle pourrait être touchée… et toucher. Un « presque fantôme » ? Et de réaliser cela le plonge dans un effroi pis encore.

Quelques secondes qui n'en finissent plus de s'étirer, où maintenant personne n'ose bouger, tandis qu'au travers des fenêtres, les éclairs viennent illuminer le visage difforme.

Puis l'homme pousse un rugissement, bondit en avant, entame un mouvement de hanches rotatif pour balancer sa chaîne.

Courageusement, Mirabelle et Paul parviennent à parer cette première attaque avec leurs armes. Le choc est violent et leur occasionne une sacrée reculée, si bien qu'ils entrent de plein fouet dans Domino et Victorin restés derrière.

Les parents Poulet perdent l'équilibre et vont

valdinguer au sol, pendant que la monstruosité relance déjà ses chaînes en arrière pour revenir à la charge.

C'est là que la voix de la jeune fille fantôme se fait enfin entendre en bordure de l'esprit de Paul. Mais rien à voir avec le timbre doux auquel il a été habitué. Non, c'est un cri de détresse :

— FUYEZ ! JE VAIS ESSAYER DE LE RETENIR !

— IL FAUT SE TIRER ! avertit le garçon. TOUT DE SUITE !

Domino et Victorin sont parvenus à se remettre debout.

Ce dernier se dit : *On va finir en aiguillettes de poulet.*

La créature rebalance la chaîne, mais cette fois-ci au ras du sol. Paul et Mirabelle ne peuvent pas bloquer cette nouvelle attaque, et font de concert un bond sur le côté pour esquiver.

La guirlande de maillons d'acier vient ainsi faucher le père Poulet à hauteur des chevilles, le faisant valdinguer une fois de plus en arrière. Domino, quant à elle, a eu le formidable réflexe de sauter sur place, comme du temps où elle était encore enfant et qu'elle jouait à la corde dans la cour de son école.

Le clan Poulet se déplace ensuite à la vitesse de la lumière – Paul a abandonné sa batte et saisi son père sous les aisselles pour le tirer sans ménagement en le traînant sur les fesses.

Tous vont se réfugier derrière la table du salon. Rempart dérisoire.

C'est à ce moment-là que Domino se rend compte que son « Vic chéri », qui est arrivé à se remettre debout, tient dans l'un de ses poings l'une des grenades percutantes de la guerre de 14. Elle blêmit.

Merde, crotte, flûte ! Mais quelle folie l'a pris ?!

Et c'est là qu'une force invisible, démesurée, pousse la table sur plusieurs mètres, emportant le monstre, finissant par le bloquer contre l'un des murs du salon.

Estomaquée, la tribu Poulet recule encore de quelques pas, parvenant sans s'en rendre compte sur le seuil de la cuisine.

Des pluies diluviennes continuent de tambouriner contre les vitres, tandis que le ciel se déchire sous les coups de tonnerre.

— MAIS QU'EST-CE QUE VOUS ATTENDEZ ? crie de nouveau la voix dans la tête de Paul. VOUS CROYEZ QUE JE VAIS POUVOIR LE RETENIR LONGTEMPS ?!

Le garçon va pour ordonner aux trois autres de foutre le camp au plus vite, quand une autre voix se fait entendre dans leur dos. Une voix posée, bien distincte malgré le vacarme ambiant. Une voix râpeuse, désagréable à l'oreille. Une voix d'outre-tombe.

— Pour la dernière fois, quittez cette maison. C'est chez nous, ici.

Ils sursautent, se retournent d'un bloc.

Sur la table de la cuisine est posée une tête sectionnée. Les chairs tuméfiées, déchirées du cou dessinent sur le bois un abject amas sanguinolent. Le visage est tordu, grimaçant. Une bouillie infâme, verdâtre, s'écoule lentement d'entre les lèvres de la femme.

Bien qu'elle soit légèrement translucide, Paul reconnaît la dame au bébé. Et sans le moindre doute, c'est bien la femme rouquine sur la photo de 1914.

Cette fois, c'est Victorin qui donne l'alarme :

— TOUS LES POULETS DANS LA COUR ! hurle-t-il à la cantonade. VITE !

Et sans réfléchir, faisant volte-face, il dégoupille la grenade avant de la balancer par-dessus son épaule.

Ils ont tout juste franchi la porte d'entrée de la bâtisse que la déflagration vient faire trembler les murs. L'explosion se mélange magnifiquement à l'infernal crépitement du tonnerre.

À l'extérieur, à peine le temps de dire ouf que le déluge les trempe jusqu'aux os.

Sans même se concerter, ils courent à toutes jambes, ouvrent le portail du voisin et vont tambouriner comme des dingues contre sa porte.

Ils ignorent si le monstre s'est libéré de derrière la table et a décidé de se lancer à leur poursuite. D'ailleurs, ils n'osent même pas se retourner pour vérifier.

— Désolé, ma reine, déclare un Victorin confus, mais je crois bien que dans un moment d'égarement, j'ai malencontreusement détruit notre cuisine.

Gaétan Musaraigne, confortablement installé dans un vieux fauteuil au cuir élimé, a plongé son nez en patate dans son fameux petit carnet.

— J'ai bien peur que les événements de cette nuit ne précipitent votre départ, décrète-t-il avec un petit sourire qui lui fendille les lèvres. Voilà qui est bien dommage, car vous êtes encore à des années-lumière de battre la famille Garel.

Mirabelle a bien mémorisé le record.

— Trois mois, deux jours, six heures et quatre minutes, rappelle-t-elle. C'est long quand on a une telle famille de fantômes sur le dos.

Elle renifle en direction du voisin, et reste quelque peu dubitative. Car l'homme ne dégage pas que des mauvais effluves comme les fois précédentes. Elle sent aussi du bon en lui. *Comme un très léger parfum de fleurs, étouffé sous une épaisse couche de bouse de vache,* se dit-elle songeuse.

Gaétan Musaraigne n'a pas hésité un seul instant à les accueillir. Il a fait une flambée dans la cheminée, bien que ce ne soit pas de saison, et leur a fourni à chacun une couverture. Le clan Poulet est donc tranquillement installé en demi-cercle devant l'âtre.

Victorin regarde pensivement par la fenêtre. Le ciel a enfin fini par se trouer par endroits. Des éclats gris clair qui vont sûrement virer au mauve. L'orage s'en est allé. L'aube pointe. Il passe ses mains sur ses chevilles endolories, là où les chaînes l'ont frappé. Il a écopé de sacrés bleus à hauteur des talons d'Achille. Il est certain que d'ici quelques heures, ça virera au mauve.

Il lâche néanmoins un vaste soupir de satisfaction en passant ses doigts sur son menton. Car sa barbe est réapparue au cours de la nuit. Ils s'en sont rendu compte peu après leur arrivée chez le voisin : leurs traits physiques ont retrouvé leur place d'origine.

Gaétan Musaraigne se racle la gorge, range le carnet dans sa poche, fait tourner le pommeau de sa canne entre ses mains.

Il se lève ensuite de son fauteuil – enfin, il se déplie

plus qu'il ne se lève –, grince des dents et, cahotant, va se poster devant la vitre.

— D'après cette histoire de monstre et de tête tranchée que vous m'avez racontée, j'ai tout de même l'impression que les habitants de la maison ont décidé de mettre les bouchées doubles pour vous faire déguerpir au plus vite… Mais bon, peut-être en ont-ils plus qu'assez. Après tout, vous êtes quand même la trentième famille.

D'un mouvement d'épaules, Victorin se débarrasse de sa couverture et, tout en se redressant, attrape la main de Domino, assise à côté de lui.

— Ces diables-là nous ont pris pour de vulgaires poulets aux hormones ! déclame-t-il cérémonieusement.

Et là, il n'affiche plus son éternelle bonhomie.

— Jamais nous ne lâcherons l'affaire, même si nous devons finir rôtis au fond d'un four !

Les trois autres acquiescent avec le plus grand sérieux.

Ses petits yeux rapprochés rivés vers le champ d'en face, Gaëtan Musaraigne annonce d'un ton stupéfait :

— Bigre, voyez-vous ça : cette vieille carne de Salvatore est perchée dans les branchages du marronnier… Mais comment diable un âne peut-il réussir à grimper aux arbres ?!

Et preuve une nouvelle fois de la malchance congénitale de Styx, l'âne effectue un formidable dérapage de sabots sur l'écorce humide et, l'instant d'après, s'étale au pied du tronc, les quatre fers en l'air.

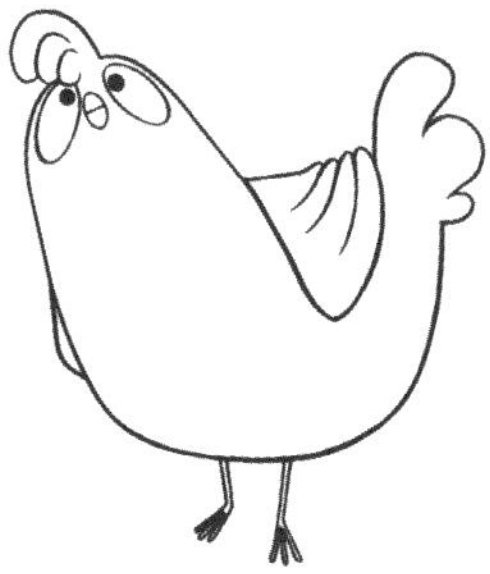

CHAPITRE 17

Nouvelles découvertes

Outre le fait qu'ils ont repris leur apparence normale, l'autre bonne nouvelle, c'est qu'en ce matin ensoleillé, aucun tas de leurs affaires n'est apparu dans la cour. Sans doute que les fantômes ont été trop occupés à essayer de leur faire la peau cette nuit pour penser à leur infliger un nouveau déménagement.

Le chat a réapparu dès qu'ils ont pris congé de Gaétan Musaraigne et, de nouveau, se cale dans le sillage de Mirabelle, ne la lâchant pas d'un coussinet.

La tribu Poulet n'a d'autre choix ensuite que d'aller constater l'état de la cuisine. Le sol en carrelage a volé en éclats, faisant place à un véritable cratère de presque un mètre de profondeur. Étonnamment, les vitres de la fenêtre ont survécu à la déflagration. Le verre est tout juste fendillé. Il fallait s'y attendre : la table a été pulvérisée. Les placards muraux contenant la vaisselle, ainsi que le frigo, sont également dans un sale état. Tout est sens dessus dessous, déglingué, cabossé, en partie brûlé.

— Mon Vic adoré, préconise Domino d'un air grave, je souhaiterais qu'avant ce soir, ces grenades soient enterrées quelque part, avec un panneau bien visible indiquant la zone de danger.

— Je comptais bien m'y atteler, ma reine. Nous avons encore largement de quoi nous payer une nouvelle cuisine. Je vais appeler une entreprise pour faire faire des devis au plus tôt.

C'est la boule au ventre et collés les uns contre les autres qu'ils glissent jusqu'au sous-sol. Chacun garde en tête les grognements du monstre et le cliquetis des chaînes traînant dans la montée d'escaliers.

La porte condamnée ne l'est donc plus. La couche de planches a été éventrée. Ils s'approchent du seuil avec la plus grande prudence. Dans la pièce maintenant ouverte, il fait noir comme dans un four. Qui sait ? La créature a peut-être réintégré son antre et les attend de pied ferme, planquée quelque part dans l'obscurité.

Victorin pianote sa non-oreille, puis le bord des cloisons de l'entrée, à la recherche d'un éventuel interrupteur. Bingo. La lumière se fait, aussi faiblarde et jaunâtre que dans la cave de gauche.

— Encore une bonne nouvelle, chuchote Mirabelle, l'électricité est revenue.

Dans l'un des angles, des débris de mur jalonnent la terre battue, là où le piton retenant les chaînes a été arraché. Ici aussi, des malles anciennes et poussiéreuses s'empilent de-ci de-là.

Victorin, un large sourire lui soulevant la barbe,

enserre les épaules de son fils.

— Mon garçon, nous allons nous dégoter deux pelles pour aller de ce pas enterrer les explosifs, et ensuite je vais venir allègrement farfouiller dans ces nouvelles trouvailles !

Au cours de la matinée, le ciel est devenu un splendide panaché de bleus, avec seulement quelques nuages se battant en duel.

Domino est montée dans la chambre parentale. Après cette nuit dantesque qu'ils viennent de traverser, elle a encore les nerfs en pelote, et sait exactement ce dont elle a besoin pour finir de s'apaiser. Depuis qu'elle est toute petite, c'est d'une redoutable efficacité : armée de sa brosse, elle peigne inlassablement ses longs cheveux neige, avec de grands mouvements du haut vers le bas.

Et pieds nus, elle déambule lentement dans la pièce, s'immobilise devant la fenêtre. Sur les hauteurs, à cinq cents mètres de là, elle aperçoit Paul et Victorin occupés à creuser. Ils ont choisi leur emplacement à la lisière de la forêt. Un peu plus loin, suivie de près par le chat, Mirabelle sautille d'arbre en arbre pour frotter, embrasser, chatouiller des pans entiers d'écorce rugueuse.

C'est en s'asseyant ensuite sur le rebord du lit qu'une petite étoile filante lui traverse l'esprit, quand la plante de son pied se pose sur la latte défectueuse qu'elle a vaguement remarquée en se réveillant la nuit dernière.

Intriguée, elle se penche en avant, appuie sur le parquet.

— Cette latte n'est pas du tout clouée, déclare-t-elle tout haut.

Elle se met à genoux, glisse le bout de ses ongles dans les interstices du plancher et, en tirant légèrement, déboîte sans mal le morceau.

Domino frissonne de plaisir. Un pirate découvrant l'emplacement d'un trésor caché.

Dessous, une très jolie boîte rectangulaire en bois foncé, aux arêtes nacrées. Elle tire le petit loquet, soulève le couvercle. Dans un écrin de velours, un collier finement ouvragé, couleur or, soupesant un pendentif représentant une étoile à cinq branches. Symbole que l'on nomme également « pentacle » et que l'on associe à la sorcellerie.

Au vu de l'état de leur cuisine et du magnifique soleil de printemps qui illumine le ciel, la tribu Poulet a opté pour un pique-nique sur le pré carré.

Installés sur une grande couverture toute bariolée, Paul, Mirabelle et Domino ont déjà commencé de savourer une copieuse salade composée.

— Que fait votre père ? demande cette dernière. Déjà plusieurs fois que je l'appelle.

— Le nez dans les nouvelles malles, répond le garçon la bouche pleine.

Un quart d'heure plus tard, Victorin apparaît enfin, quasi au pas de course pour les rejoindre.

— Regardez ce que j'ai trouvé ! Regardez ce que j'ai trouvé ! Une autre photo de la famille Pinson ! crie-t-il, on ne peut plus enthousiaste.

Dans une main, il tient une casquette à la gavroche, dans l'autre une enveloppe.

Il se laisse littéralement tomber sur les fesses, s'assoit en tailleur.

Chapitre 17

— Vous allez voir ça, vous allez voir ça…

Les trois autres font aussitôt cercle autour de lui. Un vent de fébrilité souffle sur la famille Poulet.

Du coup, les doigts de Victorin tremblent un peu quand il ouvre l'enveloppe.

— Celle-là a été prise en 1920.

— Six ans après le précédent cliché, en déduit Domino.

— Oui, et seulement deux ans après la fin de la Grande Guerre, complète Victorin.

— Elle est abîmée, constate Mirabelle en fronçant les sourcils. Il manque un bout en haut à droite.

Sur la photo, on retrouve donc la famille Pinson.

— Oh, cette fois-ci y a le bébé ! s'exclame Domino. Et la mère… c'est bien…

— Oui, affirme Victorin, c'est bien la dame qui a eu la bonne idée de se trancher la tête cette nuit pour nous foutre la trouille. Madeleine.

Domino pose une main sur l'épaule de son mari, serre plus que de raison.

— Regardez ce qu'elle porte autour du cou, leur dit-elle.

Ils se penchent encore pour voir d'un peu plus près. Dans le même temps, Domino sort de sa poche le pendentif.

— Je l'ai trouvé ce matin dans une boîte à bijoux, planquée sous le plancher de notre chambre.

Il y a un « Ooooooh » général quand elle fait balancer le pentacle devant leurs yeux.

— Les enfants ont bien grandi, remarque Mirabelle en approchant son visage de la photo. Jeanne est très jolie et…

Elle s'interrompt soudain, car à ses narines vient de jaillir un parfum qu'elle identifie sans mal. À la fois doux et corsé, à la fois sucré et salé, piquant, capiteux. Un parfum enivrant, à la fragrance à nulle autre pareille. Celle de l'amour. Et c'est Paul qui dégage ces effluves-là, abondamment.

— Je dois te dire, frangin, que tu as les yeux vitreux et la mâchoire qui tombe. Alors c'est bien elle, la jeune fille fantôme qui te suit depuis tout ce temps et qui semble nous protéger des membres de sa propre famille ?

Le garçon garde le silence.

Oui, c'est elle, se dit-il intérieurement. *Jeanne. Elle doit avoir seize ans.*

Dans sa poitrine, son cœur bat à tout rompre.

Amusée, Mirabelle lui saisit les cheveux et secoue sa tignasse en bataille.

— Hé, redescends ! T'es resté perché ou quoi ?! Mon frère est A-MOU-REUX ! Et d'un fantôme !

Paul semble enfin revenir à lui.

— N'importe quoi… se défend-il avec peu de conviction… Oui, c'est bien elle. Aucun doute là-dessus.

Victorin leur montre la casquette.

— Voyez, c'est celle que porte le garçon ado sur la photo. Le jeune Léon.

Mirabelle fronce de nouveau les sourcils, mais pas pour la même raison cette fois.

— Et moi, je n'ai aucun doute non plus que c'est lui, le petit malin qui m'a obligée à jouer à la corrida avec les vaches.

Puis les regards dérivent vers le père.

Sa tête manque. Elle aurait dû se trouver là où la photo a été abîmée.

— Pas besoin d'être Sherlock Holmes, affirme Victorin, pour en déduire que quelqu'un a sciemment déchiré l'angle de la photo afin de faire disparaître le visage de monsieur Henri Pinson.

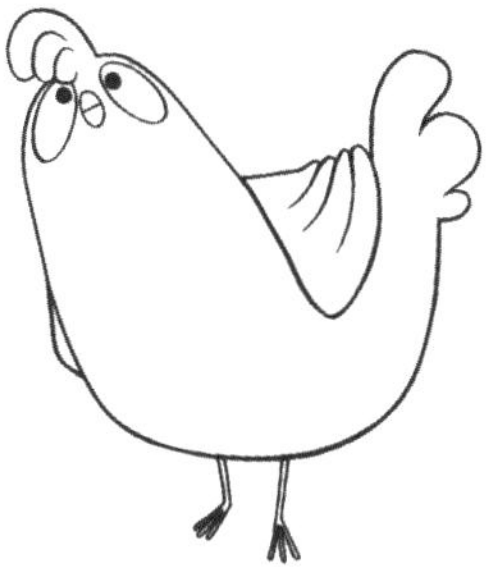

CHAPITRE 18

Quelle mouche te pique, mon Vic chéri ?

Après cette nuit passée quasi sans sommeil, les Poulet s'accordent une sieste bien méritée, allongés sous les arbres.

Une heure plus tard, en soulevant les paupières, Domino met un temps fou à s'extraire de sa torpeur. Elle reste encore un long moment immobile, à fixer le ciel limpide.

Mirabelle dort à côté d'elle. Elle porte la casquette du jeune Léon Pinson. Par contre, Victorin et Paul ne sont plus là.

Le chat et l'âne sont côte à côte eux aussi, couchés sur le flanc.

Domino s'assoit en se défaisant d'un long soupir. Tout stress a disparu. Elle est heureuse d'avoir retrouvé son habituelle sérénité intérieure. Le moment parfait pour une nouvelle absence. Ses pupilles grises se figent.

D'abord vers le chat. Et forcément, c'est la voix de Salvatore qui vient papillonner dans son esprit.

J'ai maaaaaal au cœur… Mais j'ai maaaaal au cœur… Je n'ai pas pu m'empêcher d'avaler un mulot. Raaaaaah… c'est tout bonnement infect… Quelle horreur, ce corps dans lequel j'ai atterri… Ces félins ne sont ni plus ni moins que des tueurs, des psychopathes en puissance. Bon, le seul point avantageux, c'est que j'ai beaucoup gagné en souplesse. Par contre, ces histoires de griffes qui rentrent et qui sortent à tout bout de champ, je ne maîtrise pas du tout… Raaaaaah, je sens que je vais dégobiller.

Le regard de Domino dérive ensuite lentement vers l'âne, dont elle perçoit la voix de Styx, légère et fluette :

Mais quel corps de gros balourd, mais quel corps de gros balourd ! Et puis j'en peux plus du régime végétarien. J'ai l'impression de me faire la plus grosse purge qu'ait jamais pratiquée un chat… Sans compter la technique de chasse pour les mulots plus que douteuse : je n'ai pas d'autre choix que de les assommer à coups de sabot !

Soudain, plusieurs détonations la tirent sans ménagement de sa transe. Le chat et l'âne sursautent, Mirabelle se redresse à la vitesse de la lumière.

— Qu'est-ce qui se passe encore ? grommelle-t-elle. Encore un sortilège de la famille Pinson ?

Domino s'est mise debout.

— On aurait dit des coups de feu.

— C'est pourtant pas la saison de la chasse… si ?

Nouvelles déflagrations, dont l'écho vient rebondir contre les murs de la grange et de la maison.

— Ça vient de là-haut, vers la forêt, affirme la fillette en se rendant sur place d'un bon pas, suivi de sa mère.

Chapitre 18

Ils rejoignent Victorin et Paul.

Le premier se tient à genoux et a épaulé le fusil trouvé au sous-sol. Il vise une cible qu'il a grossièrement peinte sur le couvercle bombé arraché à l'une des malles de la cave, posé contre un arbre à une soixantaine de mètres de là, juste à la lisière des bois.

Le garçon est assis à ses côtés, se bouche les oreilles en se moquant de son père.

— Sept balles tirées et pas une dans la cible. Tu es nul ! Sans compter toutes celles qui vont se loger dans l'écorce des amis-arbres de Mira !

Victorin appuie de nouveau sur la détente, mais le projectile va encore une fois se perdre quelque part dans les profondeurs de la sylve. Mirabelle déboule comme une furie.

— Purée, papa, arrête ça tout de suite ! Tu risques de blesser un animal !

Domino a posé les mains sur ses hanches.

— Mais quelle mouche te pique, mon Vic chéri ?

— Une nouvelle passion, ma déesse.

— Mouais… Et ce ne serait pas plus judicieux que tu te remettes à la boxe ou aux puzzles…? T'étais fort en puzzles.

Victorin fait de nouveau feu. Sans succès.

Il se met à rire à gorge déployée.

— Aaaaah, si tu savais comme c'est enivrant ! Ça me rappelle les westerns de mon enfance !

Domino lève les yeux au ciel.

— Ou la poterie ? Tu t'éclatais à faire le potier, les derniers temps où on était encore dans l'appartement. Non, vraiment, ta fille a raison… tu vas finir par blesser quelqu'un.

— Exactement ! fulmine Mirabelle.

Sans aucun ménagement, elle arrache l'arme des mains de Victorin.

— Mon papa adoré, ajoute-t-elle avec véhémence, tu as beau être l'un des seuls bipèdes que j'aime sur cette planète, je trouve ce comportement complètement immature ! Ce n'est pas un simple jouet pour faire pan-pan dans une cour de maternelle. Tu te rends compte que ce fusil, dans le temps, a dû assassiner des dizaines, peut-être même des centaines de personnes ! Je l'ai appris à l'école, et je me souviens bien du chiffre : presque neuf millions de morts à la guerre de 14-18 !

Victorin fait la moue, frotte sa non-oreille avec énergie.

— Bon, bon, bon… D'accord, d'accord, ma p'tite poulette énervée… Bien… Au fait, le garage a appelé. La voiture est réparée. Je vais pouvoir aller la récupérer.

Il saisit chacun de ses enfants par le cou et les attire vers lui pour les serrer avec force contre sa poitrine de déménageur.

— Et puis j'ai une bonne nouvelle pour vous. Comme tout le monde a récupéré barbe, voix, poitrine et boutons, nous allons pouvoir bientôt reprendre banque, collège et école !

Mirabelle et Paul soufflent et pestent, râlent en chœur contre l'Éducation nationale.

— Bon, bon, mes Poulet-poussins, je nous laisse encore cette fin de semaine, week-end compris, mais dès lundi… retour à la réalité.

Domino a un peu pâli, lève un index interrogateur.

— Heuuuuuu… ça veut dire que je vais rester la journée toute seule avec nos copains les fantômes ?

— En cas de besoin, si tu te retrouves dans une situation difficile, il y a toujours monsieur Musaraigne juste à côté.

Elle lâche un nouveau soupir, mais de dépit cette fois.

— Ah ben voilà qui est rassurant…

Des coups de klaxon résonnent dans la cour de la ferme.

Le visage de Victorin s'illumine à nouveau. À son tour de pointer un index vers le ciel.

— Ça, c'est la livraison du cadeau-surprise dont je vous ai parlé !

— Habituellement, ce ne sont pas plutôt les chats qui font ça ?

Le livreur est un homme à la tête ronde, joliment assortie d'énormes moustaches. Il a à peine mis un pied hors de sa fourgonnette, que l'âne est venu se frotter langoureusement contre son flanc, manquant lui faire perdre l'équilibre. L'homme glousse de rire.

— Vous ne croyez pas si bien dire, répond Domino.

Le gentil monsieur est reparti tout sourire en embarquant Victorin, qui lui a poliment demandé s'il pouvait le déposer en ville pour qu'il puisse récupérer la voiture au garage.

À présent, Mirabelle et Paul déballent le carton qui contient la surprise faite par leur père.

— Hé, hé, hé, excellent ! s'enthousiasme le garçon en extirpant du colis quatre casquettes, en tout point identiques.

— Hi, hi, hi, glousse Domino, je reconnais bien là mon Vic.

Elle ramène sa grande chevelure neige en un chignon à la base de la nuque, afin d'enfiler le couvre-chef, et de faire un pas d'un côté, puis un pas de l'autre, tel un mannequin paradant sur un podium.

— Alors ? demande-t-elle avec une moue malicieuse, cela me sied-il ?

— À merveille, ma très chère, minaude Paul. C'est l'élégance même…

Les casquettes sont de couleur bleu nuit. Un grand « P » jaune fluo apparaît sur le devant, ainsi qu'un poulet.

— P comme Poulet ! clame Mirabelle. C'est la grande classe internationale.

— Papa aurait dû en commander quatre de plus, fait remarquer son frère.

— Et pour quoi donc ? demande Domino.

— Ben pour nos copains les fantômes !

— Oui, tu as raison, frangin ! crie la jeune fille en sautillant sur place. Et une cinquième, toute petite, pour une tête de bébé ! Car « P » comme Pinson !

— Notre boîte à sardines rouge est de retour ! annonce Victorin un peu plus tard en garant la voiture dans la cour. Flambant neuve ! Qui pourrait deviner qu'elle sort du fond d'une mare, hein ?

Domino l'accueille en venant se coller contre lui et en picorant tendrement sa grosse barbe de petits bécots.

— Merci pour les casquettes surprises, mon Vic adoré.

Avant de lui glisser la sienne sur la tête.

Paul, l'air réjoui, apparaît derrière eux, son téléphone portable dans la main.

— Mon pote Max vient de m'appeler. Il m'invite vendredi soir à une teuf pour son anniversaire. Et il me propose de dormir sur place. J'peux y aller ?

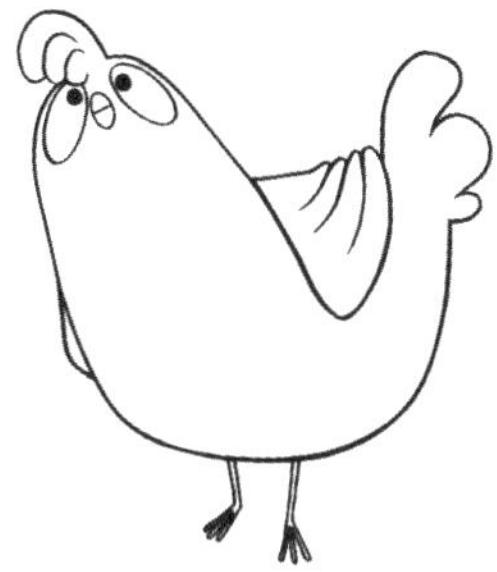

CHAPITRE 19

Elle revient toujours, la colère

La nuit de mercredi à jeudi s'écoule tranquillement, et le clan Poulet profite d'un sommeil réparateur. Les heures du lendemain s'égrènent tout aussi tranquillement, chacun vaquant à ses occupations. Et c'est au beau milieu de la nuit suivante, que :

Tchic-et-tchic-et-tchic-et-tchic-et-tchic-et-tchic...

Paul flotte paisiblement dans les limbes du sommeil, quand cette ligne de percussion le tire en arrière pour le ramener dans la réalité.

Il n'a aucune idée de l'heure qu'il est. La maison est silencieuse. Mirabelle dort à poings fermés, collée contre lui.

Tchic-et-tchic-et-tchic-et-tchic-et-tchic-et-tchic...

Le son vient des profondeurs de la bâtisse.

Est-il le seul à l'entendre ? Car même l'âne et le chat, vautrés au sol de chaque côté du lit, ne bougent pas d'un cil.

Paul se détache précautionneusement de sa sœur pour ne pas la réveiller, s'assoit sur le bord du matelas.

Tchic-et-tchic-et-tchic-et-tchic-et-tchic-et-tchic…

Il fronce légèrement les sourcils. Son oreille de musicien ne le trompe pas. Ce sont des baguettes, tenant la mesure sur des cymbales de charleston.

La batterie dans le sous-sol. Quelqu'un joue. La frappe est légère, entêtante.

Un appel. Se pourrait-il que… ?

Son cœur se met à cogner plus fort dans sa poitrine. Exactement à la même cadence que ce qu'il entend. Comme si l'organe se prenait lui aussi pour un instrument de percussion.

Un appel. Oui. Un appel irrésistible.

Paul se lève, sort de la chambre, se glisse dans le couloir, telle une ombre.

Il est un marin se libérant du mât de son navire au pied duquel on l'a attaché pour résister au chant envoûtant des sirènes.

Il traverse le salon, emprunte le passage qui plonge vers les caves. Il est surpris de ne pas avoir peur. Pourtant, c'est peut-être le monstre qui est de retour et l'attend dans un coin de ténèbres.

Pour se repaître de sa chair.

Non, il n'a décidément pas peur. Aucun tremblement, aucune boule dans la gorge ou dans le ventre. Juste ce rythme.

Tchic-et-tchic-et-tchic-et-tchic-et-tchic-et-tchic…

De plus en plus fort à mesure qu'il s'en approche.

La cave de gauche est allumée. Il avance et vient se tenir debout dans l'encadrement de la porte.

Une bordée de frissons le sillonne de la tête aux pieds. Car derrière la batterie, au-dessus des fûts, les deux baguettes virevoltent dans l'air, comme nouées par des fils invisibles.

Paul plisse les yeux. Il devine à peine une silhouette. Fragile, éthérée. Là, à seulement trois mètres. Jamais il ne l'a vue aussi transparente. Il a l'impression que le moindre souffle pourrait la faire se désagréger.

Tchic-et-tchic-et-tchic-et-tchic-et-tchic-et-tchic… poursuivent inlassablement les cymbales.

Le cœur du garçon s'emballe encore. Une locomotive lancée à pleine vapeur, sans le moindre wagon pour retenir sa course folle.

Il avale sa salive.

— C'est bien toi, Jeanne ? parvient-il enfin à articuler.

Les baguettes s'immobilisent dans le vide.

La voix de la jeune fille vient valser à hauteur de ses oreilles.

— Oui, c'est moi. Désolée de ne pas me montrer avec davantage de consistance, mais je n'ai pas assez mangé d'émotions aujourd'hui.

— Man… mangé d'émotions… répète Paul mécaniquement, complètement incrédule. Ça… ça veut dire quoi ?

Mais le fantôme ignore sa question.

— Va chercher ta guitare, dit-elle avec douceur, nous allons chanter une chanson à mes parents pour essayer d'apaiser leur colère noire. J'ai bon espoir car, comme moi, ils ont toujours adoré la musique.

Subjugué par la présence de Jeanne, Paul obtempère. Au trot, il file à l'étage, revient avec son instrument en bandoulière.

— Accorde-toi, maintenant.

Il s'exécute.

— C'est beaucoup plus lent que ce que je jouais jusqu'à maintenant. C'est assez simple, tu vas voir… En capo 3, des accords de *do, sol, la* mineur, deux fois. Puis *fa, ré* mineur, *la* mineur. Pour la dernière ligne : *sol, fa, do.*

Paul hoche la tête, promène ses doigts sur le manche de la guitare, s'applique à faire sonner au mieux la grille d'accords.

Les baguettes se mettent elles aussi en mouvement, tranchant l'air. Cette fois, en plus du charleston, la jeune fille ajoute les frappes de grosse caisse et de caisse claire.

Avant de se mettre à chanter.

Et Paul repense aussitôt au timbre des sirènes.

Le garçon s'immerge corps et âme dans la musique.

Chaque jour, il faut s'y faire
Elle revient toujours, la colère
Chaque jour, elle nous effleure
Je crois qu'elle vient de l'intérieur

Chaque jour sur un bout de terre
Elle revient toujours, la colère
Chaque jour, elle nous effleure
Je crois qu'elle vient de la douleur

Paul lève les yeux de son manche. Il n'en revient pas. Tout son squelette frémit. Car il lui semble qu'à mesure qu'avance la chanson, la silhouette derrière la batterie se solidifie, prend forme. Il perçoit maintenant les boucles rousses dévalant les épaules et le long des bras, les mains tenant les baguettes.

Chapitre 19

Chaque jour sur un bras de mer
Elle revient toujours, la colère
Chaque nuit comme en plein cœur
Je crois qu'elle vient de la douleur

Les contours du visage apparaissent. Menton, pommettes, oreilles.

Sans s'interrompre, Jeanne a un hochement de tête en direction de la porte, derrière lui.

— Je crois que l'orchestre va être au complet, confie-t-elle.

Paul se retourne.

Les trois autres membres de la famille Poulet se tassent sur le seuil de la porte, chacun avec son instrument, comme s'ils se trouvaient dans les coulisses, attendant le signal pour entrer en scène.

Paul leur lance un joyeux clin d'œil et, le temps d'une poignée de notes, contrebasse, trompette et violon viennent s'ajouter.

Chaque jour, même les plus ordinaires
Elle revient toujours, la colère
Chaque jour, elle nous effleure
Je crois qu'elle prend de la hauteur

Le moment est magique. Au service de la musique, au service de la chanson, les individualités s'effacent. C'est un moment béni. La cave déborde d'un flot d'émotions.

Mirabelle, Victorin, Paul et Domino se sont mis également à chanter avec la jeune fille fantôme. Les mots leur viennent naturellement, tandis que le visage de Jeanne se révèle plus précisément encore : la texture des lèvres, les yeux pétillants, la constellation de taches de rousseur éparpillées sur ses joues.

Chaque jour, il vocifère :
« Elle revient toujours, la colère ! »
Chaque jour, elle nous effleure
Je crois qu'elle vient de la douleur

Victorin se lance ensuite dans un superbe solo de trompette, avant qu'ils n'entament les derniers couplets :

Chaque jour depuis des millénaires
Elle revient toujours la…

Le chant s'arrête net. La musique aussi. Car soudainement, un mugissement est entré dans la cave, renversant, terrible. Deux hurlements humains conjugués. Celui d'une femme et celui d'un homme.

Une force invisible, violente, arrache les instruments des mains des musiciens. Violon, guitare, trompette et contrebasse, fûts de batterie et cymbales, volent littéralement à travers la pièce, avant d'aller s'exploser un à un contre les murs en pierre.

Puis la manifestation disparaît aussi vite qu'elle est apparue.

L'orchestre Poulet reste hébété, à contempler leurs instruments en miettes jalonnant le sol.

Jeanne a disparu elle aussi. Au moment de la tempête, Mirabelle a senti, en pointant son nez vers la fille fantôme, un parfum âcre, écœurant.

Celui de la déception et du désespoir.

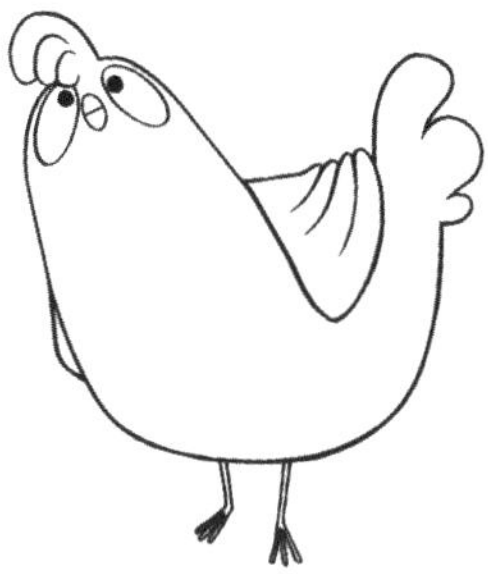

CHAPITRE 20

Carnaval

Après les événements de cette nuit, Victorin est taciturne et ronchon, fermé comme une huître. Domino ne l'a jamais vu ainsi et commence à nourrir quelques inquiétudes. Elle a beau venir tournicoter tendrement les poils de sa barbe ou lui murmurer des paroles apaisantes, rien n'y fait. La trompette cassée lui a fissuré le cœur.

— Soyons vigilants, mes poussins, glisse-t-elle discrètement aux enfants, car votre père est une vraie cocotte-poulet-minute. Et ça, c'est carrément inhabituel.

Paul est plutôt silencieux lui aussi. Mais pas du tout pour les mêmes raisons. Il plane à cinq cents mètres du sol, l'esprit entièrement habité par la jeune et jolie Jeanne. Il attend déjà impatiemment de pouvoir la revoir et, secrètement, se dit : *Qui sait, ce soir à la fête chez Max, peut-être se manifestera-t-elle ? Dans un autre endroit, éloigné de cette maison…*

Il en caresse donc l'espoir, éperdument.

Mirabelle, qui sniffe les émotions de son frère à plein nez, ne manque pas de le taquiner :

— Quand je pense qu'y a encore pas longtemps, tu disais que l'amour, c'était de la bêtise, seulement pour remplir les romans et les chansons débiles… Ben pour une première histoire, te voilà avec un fantôme sur les bras… et sur le cœur ! Vraiment, frangin, tu ne fais pas les choses à moitié !

Elle vient le taper du coude, avant de poser un baiser furtif sur sa joue.

— Mais c'est aussi pour ça que je t'aime, gros bêta… ajoute-t-elle, espiègle. Après, je dois reconnaître que cette Jeanne me plaît pas mal… Et pourtant, ectoplasme ou pas, tu sais à quel point je peux être difficile en matière de bipèdes !

Mirabelle n'en revient pas de conserver un tel moral. Un moral en acier trempé. Même de retrouver son violon en miettes ne l'a pas perturbée outre mesure. La gamine qui avait parfois le spleen lui semble flotter à des années-lumière de là, comme si c'était une autre personne.

Depuis le saut du lit, elle garde vissée sur sa tête la casquette gavroche de Léon. Peut-être souhaite-t-elle attirer l'attention du garçon fantôme pour qu'ils puissent communiquer. Et ce, en dehors d'une séquence de corrida à la noix.

Paul ne manque pas de lui faire la remarque, pour à son tour la charrier au sujet d'éventuels sentiments amoureux.

Mirabelle s'ébroue, tel un oiseau perché sur un fil électrique par temps de pluie.

— Risque pas, en dehors de vous trois, je n'aime que les arbres et les animaux ! se défend-elle.

Chapitre 20

D'ailleurs, la famille Poulet a bénéficié d'une bonne surprise au réveil : Styx et Salvatore ont réintégré leurs corps respectifs. Le chat a repris sa chasse aux mulots, venant de temps à autre se frotter le poil contre les mollets de Domino en ronronnant comme une moissonneuse-batteuse. L'âne s'est jeté sur-le-champ pour brouter tout son saoul, avant de se remettre dans le sillage de sa nouvelle maîtresse, ne la quittant pas d'un sabot.

Pour le repas de midi, les Poulet ont sorti dans la cour la table du salon et les chaises, ont installé le tout à côté du bouquet de palmiers, afin de profiter du beau soleil qui trône au firmament.

Domino, Mirabelle et Paul se rendent compte qu'ils bavassent plus que de raison pour couvrir le silence écrasant de Victorin.

Ensuite, chacun va se blottir dans la fraîcheur de sa chambre, pour bouquiner ou rêvasser.

Domino est tirée de ses pensées par une voix martiale venant de la cour. Le timbre enjoué de son Vic chéri. Elle est soulagée.

C'est bon, ça n'a pas duré très longtemps. Il est redevenu comme d'habitude, pense-t-elle en venant s'accouder au rebord de la fenêtre. Alertés par le bruit, Mirabelle et Paul ont fait de même.

Mais en regardant en contrebas, leurs yeux s'écarquillent, s'épaississent, se dilatent, car la scène qui s'offre à eux est tout à fait incongrue, surréaliste, voire dérangeante.

— Un, deux, trois, quatre et… ! Un, deux, trois, quatre et… ! Un, deux, trois, quatre et… !

Victorin sillonne la cour en marchant au pas cadencé, entièrement revêtu de la tenue de soldat dégotée dans la cave. Il se pavane, arbore avec une fierté tout excessive l'uniforme bleu horizon, le casque Adrian lui ceignant le crâne. Cartouchières en bandoulière, baïonnette et poignards glissés dans la ceinture, brodequins aux pieds et fusil maintenu verticalement contre son épaule.

— Un, deux, trois, quatre et… ! Un, deux, trois, quatre et… !

Quand il s'aperçoit de la présence des trois spectateurs, il bombe plus encore le torse, leur fait un salut militaire du plat de la main, en leur lançant, enthousiaste :

— Alors ?! Il a pas belle allure, le père Poulet ! Ça vous en bouche un coin, hein ?! Et puis avec ma barbe, ça vient compléter la parfaite panoplie du poilu !

Mirabelle pousse un soupir.

— Papa, ce n'est ni une panoplie ni un costume… et encore moins un déguisement.

— Vic chéri, je crois que ta fille a raison, c'est du même ordre que le tir au fusil avant-hier… Sincèrement, je ne crois pas que ce soit une très bonne idée de te comporter ainsi. On n'est pas au carnaval.

« On n'est pas au carnaval. »

À peine cette phrase est-elle sortie de la bouche de Domino, qu'elle est reprise l'instant d'après en écho.

Un écho terrifiant, rageur, qui vient rebondir contre les murs de la bâtisse et de la grange.

— NON, ON N'EST PAS AU CARNAVAL !

Et la seconde suivante, Victorin est frappé par-derrière, visiblement à hauteur du postérieur, car son bassin bondit en avant. Il pousse un grognement surpris, mouline des bras pour conserver son équilibre.

Avant que la voix ne vienne résonner une nouvelle fois, tel un coup de canon :

— PAS AU CARNAVAL !

Et qu'un deuxième impact ne fasse encore avancer Victorin d'un bon demi-mètre.

Ce dernier fulmine. Il a le visage cramoisi. Ses yeux lancent des éclairs.

— Par le diable ! commence-t-il à hurler, au comble de l'exaspération.

Vlan ! Troisième coup, plus fort encore que les deux précédents, car Victorin glisse en avant d'un mètre entier.

— Ah, mais ça ne va pas se passer comme ça ! Déjà, ma trompette ! Et maintenant, on me botte sans vergogne mon derrière de Poulet !

Il tourne sur lui-même comme les folles hélices d'un moulin pris dans une tempête, le fusil pointé, l'index pressant la détente.

Mais comment lutter contre un assaillant invisible ?

— Débarrasse-toi de ton barda ! Retire l'uniforme ! l'invective Domino du haut de sa fenêtre. Si tu t'entêtes, on va droit à la catastrophe !

Mais Victorin n'entend rien. Ne veut rien entendre. Ne peut rien entendre.

— J'vais t'faire la peau, satané fantôme !

Une détonation retentit. La balle va se ficher dans l'un des volets de la maison, manquant de quelques centimètres le chat, occupé à fuir le plus loin possible de tout ce remue-ménage.

Mirabelle sort elle aussi de ses gonds.

— Papa, arrête ça tout de suite ! T'as failli dégommer Styx !

Un filet de fumée s'échappe de la culasse de l'arme. Alors que Victorin encaisse un nouveau coup de pied aux fesses. Il fait volte-face, serre le fusil avec plus de force encore.

Alerté par le bruit, Gaétan Musaraigne est sorti de chez lui et vient pointer son nez en patate entre les grilles de son portail.

Il hallucine de découvrir un soldat de la guerre de 14 juste devant chez lui. Et qui plus est, un soldat de la guerre de 14 qui s'apprête à faire feu dans sa direction.

Victorin balance trois tirs quasi en rafale.

Sous le premier impact, la boîte aux lettres de Gaétan Musaraigne vole en éclats.

La deuxième balle ricoche sur l'un des barreaux métalliques du portail. En cas d'absence dudit portail, le vieillard aurait été touché en plein front, le faisant basculer de vie à trépas en un quart de seconde.

La troisième cueille au vol l'une de ses poules qui batifolait par là. Le pauvre gallinacé explose dans un nuage de plumes.

— VICTORIN ! ARRÊTE-MOI CE CIRQUE IMMÉDIATEMENT !

Domino est dans un tel état, qu'elle a beuglé au moins aussi fort que le fantôme juste avant.

Victorin s'immobilise enfin. Il a subitement pris conscience de ce qu'il venait de faire.

Il laisse tomber le fusil, vire tout son attirail, se débarrasse de l'uniforme, du casque et des chaussures.

Il est à présent en slip au milieu de la cour.

Chapitre 20

Les autres descendent de l'étage en courant. Avec douceur, Domino vient poser une main sur la nuque de son mari.

— C'est fini, Vic chéri, c'est fini… Retour au calme…

Victorin soupire, effleure de ses doigts un peu tremblants le trou sur le versant droit de sa tête, avant de cracher entre ses dents :

— Maintenant, foi de Poulet : stop. On va inverser la vapeur… Jusqu'à maintenant, ils ont tout fait pour nous chasser. Eh bien on va leur rendre la pareille. À notre tour de les mettre dehors. C'est chez nous, ici.

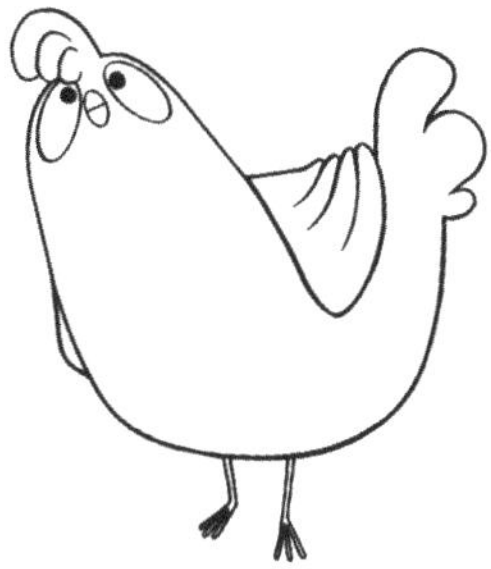

CHAPITRE 21

118 ans

Paul ne s'attendait pas à une telle fête, car pas moins de quarante jeunes sont réunis dans la maison des parents de Max. Bon, il faut reconnaître que les lieux s'y prêtent. C'est une grande demeure de plain-pied, assortie de plusieurs terrasses, d'un vaste parc arboré et d'une piscine.

La nuit est pleine de cris, de rires et de musique. Des kilomètres de guirlandes de lampions ont été accrochés à l'extérieur. Ça clignote dans tous les sens. La sono fait vibrer les grandes baies vitrées dans les trois salons contigus, et plusieurs enceintes ont été également installées dehors, pulsant un *beat* entêtant à plusieurs lieues à la ronde.

Paul n'est là que depuis une heure, et déjà il erre d'un point à l'autre du site, un verre à la main. Il a mis une chemise à fleurs et porte sa casquette avec le « P » doré.

Avec tout ce qu'il a vécu ces derniers jours, le garçon se sent complètement largué dans cette ambiance survoltée. Il va butiner de-ci de-là, sans grand intérêt, discutant un peu avec les copains. Mais il est comme absent, écoute à peine ce qui se dit.

Ses yeux passent au tamis tout ce qui l'environne.

Ses yeux cherchent Jeanne, et rien d'autre.

Quand l'horloge franchit minuit, il se dit qu'après tout, il pourrait se lâcher un peu plus. Il se lance sur la piste de danse en remuant gauchement, ressemblant à une marionnette désarticulée.

Et puis, surgissant d'un coin sombre de la pièce, enfin une silhouette, tout juste perceptible. Les sursauts de lumière lancée par les stroboscopes la font apparaître, disparaître, apparaître, disparaître…

Paul a le souffle court. Surtout quand la voix, douce, l'invite à la suivre.

Il pose sa canette sur la première table qu'il croise et file derrière l'entité qui, usant de la plus grande discrétion, rase les murs, rejoint l'une des terrasses et l'entraîne dans un endroit reculé du parc.

Maintenant qu'ils se sont éloignés des guirlandes, une obscurité délicate les enveloppe. Les contours de Jeanne se font alors plus précis. Elle rejette en arrière sa grande chevelure rousse et, même si elle est encore presque transparente, il a tout loisir d'apprécier ses traits et ses formes.

Ils s'assoient à même le sol, au milieu d'un bosquet d'arbres. Une petite mare, alimentée d'une fontaine en pierre, glougloute devant eux.

Sous la voûte étoilée, Paul et Jeanne sont seuls au monde.

Chapitre 21

Ils sont autant intimidés l'un que l'autre, s'étire d'abord un long silence, avant que le garçon parvienne enfin à lui demander :

— Quel âge tu as ? Quinze ans comme moi ?

Jeanne dodeline de la tête en le dévisageant.

— Seize, répond-elle. Enfin, techniquement, je suis née en 1904, donc j'ai plutôt cent dix-huit ans. Mais comme je suis morte en 1920… je ne sais pas trop de quelle façon on peut comptabiliser tout ça : seize années en tant que vivante, et cent deux autres en tant que fantôme ?

Elle a un petit rire amusé.

— Ouais, je sais, dit comme ça, c'est un peu flippant. D'ailleurs, face à un phénomène comme moi, tu devrais logiquement prendre tes jambes à ton cou et sprinter jusqu'à l'autre bout du monde !

Le garçon sourit.

— Je suis un Poulet, plaisante-t-il, il m'en faut plus que ça pour prendre la fuite… Dis donc, tu parles d'une façon plutôt moderne pour quelqu'un d'aussi âgé.

— Qu'est-ce que tu crois ? Que je suis restée enfermée au fond d'une oubliette durant toutes ces années ? Non, je vis avec mon temps. Ce monde est aussi le mien.

— Tu es morte en 1920, alors ? C'est la date sur la deuxième photo qu'on a trouvée.

— Exact. Toute la famille a été décimée quelques semaines après qu'on a pris ce cliché.

Paul s'assombrit, fronce les sourcils.

— Mince alors… De… de quoi vous êtes morts ?

— De la grippe espagnole. Elle a ravagé l'Europe en 1918 et en 1919. Sans doute étions-nous l'une des dernières poches où l'épidémie a sévi… Je crois qu'en tout, cela a fait presque trois millions de morts. Dont deux cent quarante mille en France.

Le garçon siffle entre ses dents.

— Ah ouais, quand même, ça calme. Une Covid maousse, en quelque sorte.

— Ma petite sœur Marie – le bébé – a été la première à succomber. Nous sommes tous partis à sa suite. L'hécatombe Pinson.

Jeanne a le regard qui va se perdre quelques instants, loin là-bas dans la pénombre. Ses yeux flottent dans le vide, songeurs.

— Sur cette photo, nous avions retrouvé une partie de notre bonheur passé. Le moral revenait, doucement. Papa était rentré, après quatre années d'une guerre horrible… Avec l'arrivée de la petite, c'était comme une renaissance pour tout le monde, tu comprends ? Et puis pas de bol… la maladie nous a balayés tels un château de cartes.

Paul acquiesce, interdit.

— Mais les choses restaient néanmoins très compliquées, poursuit la jeune fille, car mon père était ce qu'on appelait une gueule cassée. Tu sais ce que c'est ?

— Non.

— Des soldats gravement blessés au visage. Lui, c'était un éclat d'obus qui l'avait défiguré. Ses traits étaient sens dessus dessous, comme si on les avait remodelés au petit bonheur la chance. La plupart de ceux qui n'avaient pas connu le front avaient peur de ces survivants-là. C'est carrément absurde, hein ? Ou tout du moins, ça les mettait super mal à l'aise. Et t'imagines bien qu'en ce temps-là, les techniques de reconstruction ou de chirurgie esthétique en étaient à leurs balbutiements. Mon père avait une telle honte de son apparence… monstrueuse. Il était autant meurtri dans son âme que dans sa chair.

Paul retire sa casquette, la pose sur l'un de ses genoux, passe une main dans sa chevelure tout en épis.

— C'est lui, alors, qui a arraché le coin de la photo ? Pour faire disparaître son nouveau visage.

— Oui, c'est lui. Il avait déjà fallu faire des pieds et des mains pour qu'il accepte de poser avec nous. Il ne supportait pas ce qu'il était devenu. Et le pire, c'est qu'après quatre ans d'abnégation et de souffrance à ramper dans la boue des tranchées, il devait encore endurer le rejet de ses pairs. C'était terrible d'être devenu un paria.

— Un monstre… répète machinalement Paul. Donc, la créature dans la cave… c'est lui.

Jeanne penche légèrement la tête d'un côté, puis de l'autre, un sourire triste imprimé sur ses lèvres.

— Au début, c'était juste une mascarade, du théâtre, pour faire fuir les nouveaux propriétaires. Et à plus ou moins long terme, ça fonctionnait à chaque fois… Sauf avec vous… Malheureusement, mon père est maintenant tellement rempli de colère qu'il ne se limite plus à seulement effrayer les gens… Il ne mesure plus la portée de ses actes. Il est carrément dangereux… Dans la voiture, si je n'étais pas intervenue, tu serais désormais tout autant fantôme que moi… Pour lui, la petite représentation orchestrée par Victorin cet après-midi était juste insupportable… Voir un étranger fanfaronner comme ça dans son uniforme, un uniforme qui porte tous les stigmates de ses douleurs passées, c'est comme si l'on continuait, des décennies après, à ne pas reconnaître les épreuves qu'il a jadis traversées.

Paul repense à la façon dont s'étaient terminés les événements dans la cour cet après-midi. Mirabelle était furieuse contre son père pour la mort de la poule. Péremptoire, elle l'avait obligé à creuser une tombe. Et c'était sans négociations possibles. Il était responsable du drame ; il devait donc offrir au volatile une sépulture décente.

Le clan Poulet s'était donc réuni en demi-cercle devant la tombe fraîchement creusée, derrière la grange, et Victorin n'avait eu d'autre choix que de grommeler une vague prière improbable où il évoquait un dieu des gallinacés accueillant ses fidèles dans une basse-cour céleste. Paul avait bien eu du mal à conserver son sérieux, et Gaétan Musaraigne, les yeux comme deux ronds de flan, n'en revenait pas d'assister à une cérémonie qui, pour lui, était complètement surréaliste.

On avait ensuite confectionné une croix avec deux bouts de bois, que l'on avait plantée, bien droite, sur le bord du tertre.

Et là, le voisin n'avait pu s'empêcher de leur dire :

— Vraiment, vous devriez peut-être partir. Tant pis pour le record. Car j'ai l'impression que c'est de pire en pire avec cette maison… Faudrait pas non plus que tout ça finisse dans un bain de sang.

Personne n'avait relevé.

Victorin s'était excusé une dizaine de fois auprès de monsieur Musaraigne. Il était sincèrement désolé de ce qui était arrivé. À plusieurs reprises, il lui promit qu'il réparerait les choses. Déjà, en lui achetant une nouvelle poule.

Avant que Domino ne conduise Paul sur le lieu de la fête, le garçon avait enfin aperçu une nouvelle colonne de lumière, au ventre mouvant, évanescente, se dressant, superbe, à la lisière des bois non loin de la ferme.

Bon sang, comme il se sent immensément bien en compagnie de Jeanne. Il devine que c'est pareil pour elle, et constate que ses vêtements, sa peau se matérialisent de plus en plus sous le clair de lune. Elle prend consistance, se « défantômatise » davantage, lentement, au fil des minutes. Même sa voix, remarque-t-il, n'est plus à lui tourner, volatile, aux abords des tympans, mais glisse, claire, affirmée, nette, d'entre ses lèvres.

— Et ta mère, alors ? Elle aussi a l'air très en colère.

— Ma mère, c'est encore autre chose. Oui, elle est également furieuse. Mais pas autant. Je sais qu'elle garde encore du discernement, qu'elle se rend compte que mon père est en train de franchir une ligne rouge qu'elle ne dépassera jamais. Bien sûr, elle a souffert elle aussi… Elle occupait une place particulière au sein de la communauté. Tout à la fois adorée et crainte par les habitants du coin, car c'était ce qu'on appelait autrefois une rebouteuse. Elle possédait un talent certain pour guérir les gens. Elle a une grande connaissance des plantes, peut couper le feu chez des gens qui se sont gravement brûlés, même à distance… et tout un tas d'autres trucs encore, que certains esprits mal tournés pouvaient qualifier d'actes de sorcellerie. Le pendentif que Domino a trouvé sous la latte du plancher, le pentacle, est l'un des signes que l'on attribue, encore maintenant, aux sorcières.

Jeanne est saisie d'un rire nerveux, se tape sur les cuisses.

— Alors t'imagines bien qu'en devenant fantôme, ses pouvoirs ont décuplé !

— C'est donc elle, les modifications physiques que nous avons subies, et l'échange de corps entre Styx et Salvatore.

La jeune fille approuve.

— Oui, je reconnais bien là ma mère : un certain sens de l'humour qui, j'en suis bien consciente, peut paraître un peu décalé. Ça signifie aussi que je ne l'ai pas encore totalement perdue… Mais encore faudrait-il que j'arrive à lui parler…

Elle se crispe, se tord légèrement les mains.

— Mes rapports avec elle sont compliqués. Et depuis très longtemps maintenant. Car vois-tu, avec mon petit frère, nous avons pris le parti, tant bien que mal, de nous adapter à notre condition, et surtout de suivre l'évolution humaine, de nous y intéresser, de nous fondre vaille que vaille à mesure que les nouvelles époques défilaient. Nos parents, quant à eux, ont systématiquement refusé tous les changements survenus. Ils sont volontairement restés figés à la date où nous sommes morts. Ce qui crée d'incessants conflits entre nous. Conflits nourris par d'énormes incompréhensions.

— Ton frère, Léon, à part l'épisode des vaches avec Mira, j'ai l'impression qu'il se manifeste peu.

— En effet. Il en a maintenant plus qu'assez de l'ambiance qui règne à la maison. Tout comme moi, au fil des décennies, il a réussi à se débarrasser de sa colère. On a fini par se rendre compte que ça ne servait à rien, toute cette haine, toute cette amertume… Il ne vient donc que très rarement, juste pour continuer à effrayer ceux qui approchent de trop près le troupeau de vaches qu'il s'est octroyé. Et seulement parce que ça l'amuse. Mon petit frère est… comment dire… un être facétieux. Mirabelle ne risquait pas grand-chose ce jour-là. C'est toujours de l'ordre de la blague, un prétexte pour se marrer aux dépens des vivants. Il reste très vigilant à ne blesser personne.

Jeanne et Paul se sont rapprochés l'un de l'autre. Leurs cuisses, leurs bras s'effleurent dans la semi-obscurité. Le garçon en est grisé. Chair contre chair. Même si c'est un contact encore léger, presque irréel. La lune baigne leurs visages d'un halo laiteux.

Un long silence s'installe, sans que l'un et l'autre en soient incommodés.

— C'est bien de se trouver là tous les deux, finit par avouer la jeune fille. C'est extrêmement compliqué pour moi de communiquer avec toi quand nous sommes à la ferme, car mes parents surveillent mes moindres faits et gestes. Il fallait l'opportunité de cette fête chez ton ami pour que nous puissions nous parler enfin librement.

Un crépitement de pétards les fait sursauter, alors que sur la voûte nocturne, non loin au-dessus de leurs têtes, les fleurs de lumière d'un feu d'artifice éclatent en centaines de pétales multicolores.

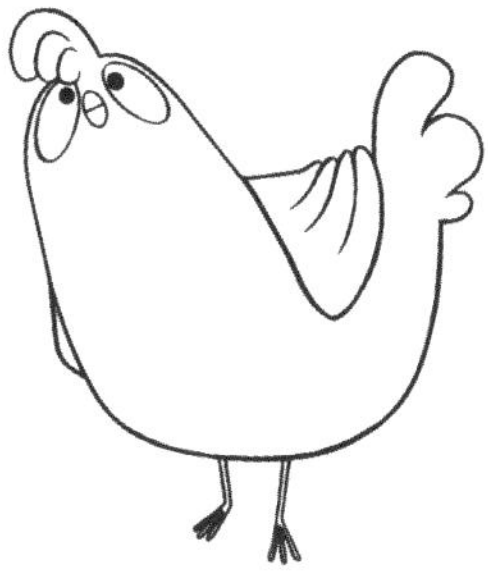

CHAPITRE 22

Le cœur cognant à tout rompre

Jeanne a le visage tourné vers les hauteurs, sourire aux lèvres. Elle admire les virgules jaunes, vertes, rouges et bleues qui viennent éclater dans le ciel, illuminer les rondeurs de la lune. Paul, lui, détaille avec attention le paysage de ses traits. Les collines de ses pommettes, la plaine de son front, la forêt dense de sa chevelure, les deux lacs ronds de ses iris, l'à-pic fuselé de son nez, l'entrée souterraine de sa bouche et la crête de son menton.

Quand le silence revient, le garçon demande :

— Tu n'as pas répondu à ma question l'autre fois. C'est quoi, cette histoire de manger les émotions ?

Jeanne frotte doucement de ses paumes ses avant-bras, puis ses poignets.

— Je pense qu'en tant que fantômes, si nous ne voulons pas disparaître, nous devons nous nourrir des émotions des non-morts. Et plus on se restaure, plus nous apparaissons aux yeux du monde. Cela nous permet aussi de continuer à ressentir des choses, de nous rapprocher au plus près du vivant. C'est pour ça que je me rends très régulièrement dans les salles de cinéma, les théâtres, les concerts, mais aussi les lieux de culte, les fêtes foraines, les rassemblements sportifs, les fêtes de village, les réunions de famille, les mariages…

Elle se tourne vers lui.

— Tous les endroits où je peux déguster à souhait de la joie, de l'harmonie, de l'espoir, du rire, de la quiétude… de l'amour…

Jeanne rougit malgré elle.

— Je veux dire, l'amour sous toutes ses formes… pas seulement le sentiment amoureux.

C'est au tour du garçon de s'empourprer. Même ses oreilles ont pris une teinte écarlate.

— Comme la nuit dernière, éclaircit-elle, quand on a joué de la musique tous ensemble, avec tes parents et ta sœur. Tu as bien remarqué qu'à mesure que nous jouions, j'étais de moins en moins transparente. Eh bien c'est cela. Dans des moments comme ça, où il y a une réelle intensité, une communion, je me recharge de mon humanité perdue.

Paul est ému. Oserait-il ajouter : *Comme maintenant alors ? Car ton squelette, ta peau, chaque particule de ton corps semble vibrer, à l'identique de n'importe quel être vivant.*

Mais ces deux phrases ne parviennent pas à rebondir sur sa langue. Il reste muet, le cœur cognant à tout rompre.

— Après, complète Jeanne, nous pouvons tout aussi

bien fréquenter des endroits où les humains déversent angoisses, colère, tristesse, désespoir, énervement et amertume. Et nous en nourrir également. C'est juste une affaire de choix.

Le garçon chasse son trouble en caressant distraitement et du bout des doigts le tapis d'herbe sur lequel ils se sont installés.

— Si vous ne mangez plus, tu dis que vous pourriez disparaître ? Mais disparaître où ?

Jeanne lève les mains de façon brève, en signe d'ignorance.

— Au final, je ne sais pas vraiment. C'est peut-être seulement… une sorte d'intuition, car je ne suis jamais allée jusqu'à ce point de non-retour où l'on prend la décision de s'isoler, de se cacher du monde en cessant de s'alimenter. Tu sais, même si cela fait plus d'un siècle que je suis là, il y a plein de choses qui restent pour moi mystérieuses… Et malheureusement, ajoute-t-elle en plaisantant, il n'existe aucun manuel sérieux qui s'intitulerait : *Comment mener ma vie de fantôme en dix leçons !*

Une autre question, et pas des moindres, brûle les lèvres de Paul depuis le début de leur échange.

— Tu sais pourquoi vous êtes restés coincés ici ?

Jeanne lui sert une moue étrange.

— Une colonne de lumière apparaît non loin de l'endroit où tu perds la vie. Une colonne qui part du sol et semble aller se perdre, se diluer dans les étoiles. Et on est irrésistiblement attiré vers elle. C'est comme un appel…

Paul est paralysé, suspendu aux propos de la jeune fille.

— Et… et tu sais où elle mène, cette colonne ?

Jeanne éclate de rire.

— Non ! Je n'en ai pas la moindre idée, figure-toi ! La seule chose que je suis en mesure d'affirmer, c'est que si, pour une raison ou pour une autre, tu ne réponds pas à cet appel, la colonne finit quand même par se dissoudre.

Elle a claqué des doigts en prononçant cette dernière phrase.

— Et après, tu ne la revois plus jamais.

Paul est de plus en plus fébrile.

— Ça veut dire quoi : « pour une raison ou pour une autre ? »

— Certaines personnes refusent d'admettre qu'elles viennent de mourir. Elles s'accrochent coûte que coûte à ce monde, à leur vie. Elles s'entêtent à continuer de se croire vivantes. Jusqu'à sombrer pour certaines dans un véritable déni… Mais pour ce qui est de nous autres, les vaillants Pinson, c'est encore autre chose…

Elle serre sensiblement ses poings et son joli visage se crispe. C'est la première fois que Paul perçoit de la colère émaner de la jeune fille.

— … car nous n'avons pas eu de sépulture. À cause de la tronche ravagée de mon père, et surtout de la réputation de sorcière de ma mère, les villageois du coin en ont conclu que nous ne méritions pas de rite funéraire, que nous étions maudits. Pire encore : ils ont même crié haut et fort que c'était en partie notre faute si la grippe espagnole avait décimé cette année-là de nombreuses familles dans le voisinage. Que ma mère avait jeté un mauvais sort.

Chapitre 22

Cette fois, elle passe un pouce rapide sous son nez.

— Fuuuuit ! Pas d'enterrement décent, pas d'entrée possible dans la colonne de lumière. Et peu importe si tu as été inhumé ou incinéré. Ce qui compte, c'est l'hommage rendu au défunt par les vivants. C'est aussi simple que ça. En ce qui nous concerne, ils ont balancé nos cinq corps dans une fosse commune, comme de vulgaires déchets.

Elle ferme les yeux un instant, lâche un gros soupir, et sa main vient chercher celle de Paul. Celui-ci frémit, place ses doigts entre les siens, émet une légère pression.

— Et malgré de nombreuses recherches, j'ignore comment remédier à cela, achève-t-elle sur un ton un peu usé, un peu triste.

— Vous avez peut-être besoin de l'aide de quelqu'un, avance-t-il délicatement. Quelqu'un qui a la faculté de voir les colonnes de lumière quand elles apparaissent.

Les pupilles de Jeanne vont plonger dans celles du garçon.

— Je sais, reconnaît-elle, mais cela ne réglera pas le problème entièrement. Ces nouvelles colonnes n'ont pas été créées pour nous, mais pour un autre mort, donc encore faut-il ensuite pouvoir y entrer…

— Parce que moi, balbutie-t-il,… moi, je les vois, ces fameuses colonnes… arrive-t-il enfin à lui confier.

Un éclat de rire de la part de la jeune fille. Et en faisant cela, en s'illuminant de nouveau, en s'arrachant à sa mélancolie passagère, elle s'agrippe encore un peu plus à la main du garçon.

— Mais je le sais, Paul ! Je le sais ! insiste-t-elle avec amusement. Comme j'ai de l'attachement pour toi, il m'arrive... – c'est très rare, je te rassure ! Et je ne me l'explique pas ! – ... il m'arrive de pouvoir lire dans ton esprit, même certaines choses dont tu n'as pas encore conscience. J'ai deviné ta faculté pour les colonnes, avant même que tu t'en rendes compte. Pourquoi crois-tu que j'ai tout mis en œuvre pour vous faire venir, ta famille et toi, dans notre maison ? Toi, tu penses que cela fait quelques mois que quelqu'un te suit... mais ça fait plusieurs années que je t'épie, Paul ! Que je t'ai choisi...

Un silence vient se figer entre eux. Jeanne a un sourire qui lui mange la moitié du visage.

— Au début, j'avais d'intérêt seulement pour ton don médiumnique, je le reconnais...

Elle s'interrompt. Paul est dans tous ses états, a la sensation d'être en lévitation à un mètre du sol.

— ... mais au fil du temps, je me suis terriblement attachée à toi. Oui, terriblement.

Tous deux crèvent d'envie de s'embrasser, mais ils se retiennent encore. Un nouveau silence s'ensuit. Si épais que c'est une entité à part entière, flottant entre eux dans cette incroyable nuit.

— Et figure-toi que tu as un autre pouvoir, finit-elle par ajouter.

Les yeux de Paul deviennent ronds comme des billes, ce qui suscite chez la jeune fille un hoquet de rire.

— Je t'explique : tous les fantômes ont la faculté de se rendre visibles ou invisibles aux yeux des vivants. Cela relève de leur choix. Apparaître ou pas.

Elle vient poser le bout de son index, délicatement, sur la poitrine du garçon.

— Mais toi, tu n'es pas soumis à cette règle, affirme-t-elle en souriant. Tu peux nous voir, même si on ne l'a pas décidé..

— C'est pas possible, je…

— Sauf que ce pouvoir que tu possèdes – tout comme celui de voir les colonnes de lumière – n'en est pour l'instant qu'à son balbutiement. Tu es encore jeune. Avec le temps ton regard va s'exercer, s'aiguiser pour discerner l'invisible avec de plus en plus d'acuité.

Paul est abasourdi par toutes ces révélations.

Il finit par se racler la gorge, avant de déclarer :

— Je n'ai vu la colonne qu'à deux reprises. À la mort de ma grand-mère Aglaé, et cet après-midi, après que mon père a pété un plomb… Il y a dû avoir un mort pas loin à ce moment-là.

— Ben oui, il y en a eu un.

— Ah bon, t'es au courant de qui c'était ?

Jeanne lève les yeux au ciel.

— La poule, pardi ! Tu crois que les colonnes de lumière sont uniquement réservées aux humains ? Ta sœur a bien raison quand elle nous traite parfois de stupides bipèdes… Tant que nous continuerons de nous croire supérieurs à toutes les autres espèces, au point de pourrir toute la biodiversité, de saccager la Terre qui nous a vus naître, nous fait respirer et nous nourrit, nous finirons par gentiment nous éteindre, être effacés de la surface de cette planète, d'une façon ou d'une autre.

Ils sont à présent face à face. Leurs mains liées, leurs yeux liés, leurs âmes liées. Pas plus de trente centimètres entre leurs deux visages.

— Te bile pas, on va finir par trouver un moyen, tâche-t-il de la réconforter. J'en suis certain. Un Poulet n'abandonne jamais.

— Un Pinson non plus, rétorque-t-elle. Bien, déjà, comment allons-nous faire, maintenant que nos deux pères sont à couteaux tirés, et visiblement aussi entêtés l'un que l'autre ? Encore, ma mère, j'arriverais peut-être à avoir avec elle une discussion intelligente et posée. Je n'ai pas encore eu le courage de lui parler de ton don… Peut-être que cette révélation l'apaisera, lui redonnera de l'espoir.

— M'autorises-tu à leur rapporter demain tout ce que tu m'as dit, à mes parents et à ma sœur ?

Jeanne hoche la tête avec vigueur.

— Super. Car c'est certain que ça aussi, ça va changer les choses. Le père Poulet est quelqu'un de bien, tu sais, même si parfois il peut se comporter comme un enfant irresponsable.

Pas très loin derrière eux, de nouveaux cris enthousiastes retentissent. S'ensuit un « Joyeux anniversaire, joyeux anniversaire, joyeux anniversaire, Max… joyeux anniversaire ! » entonné par une foule euphorique.

— Je crois bien que c'est l'heure du gâteau, commente Paul.

— C'est aussi l'heure du baiser, décrète Jeanne.

Et elle se jette à son cou.

Naturellement, spontanément.

Éperdument.

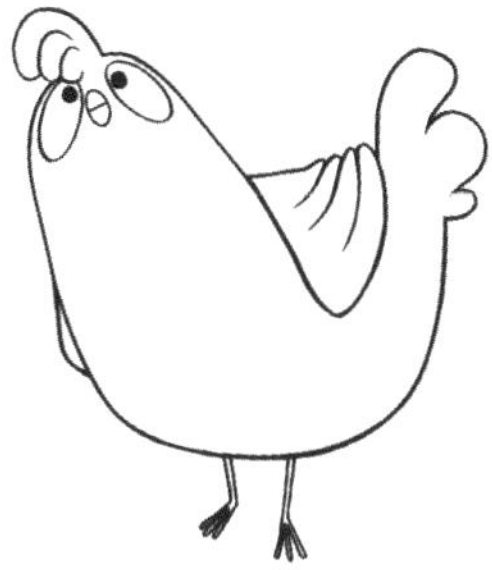

CHAPITRE 23

Saisir la volaille par les ailes

Samedi. Fin de matinée. La petite voiture rouge Poulet grimpe vaillamment le serpentin de virages au-dessus de Claire-la-Jolie. Le moteur ronfle, et Domino, concentrée sur la route, fredonne l'air d'une chanson entre ses dents.

Elle vient de récupérer son fils chez les parents de Max.

Paul, avachi à côté d'elle, baye aux corneilles, a du mal à ne pas piquer du nez.

— Eh bien, constate-t-elle amusée, vu ton état, j'imagine que la fête était une réussite ?

— J'ai passé une soirée extraordinaire, m'man… Oui, extraordinaire. Rien à voir avec la teuf, en fait. Je vous expliquerai. Je demande même un haut conseil de famille. J'ai tout un tas de trucs à vous dire.

Domino, intriguée, tourne le visage vers son fils.

Elle réfléchit quelques instants.

— Toi, tu as rencontré une fille.

Il acquiesce. Et malgré sa tête de déterré, elle remarque sans mal que ses prunelles pétillent.

— Mais d'abord, précise le garçon, faut que je fasse un somme.

— Nuit blanche ?

— À peine trois heures à vaguement somnoler sur un bout de canapé, calé entre deux personnes bourrées, que je n'avais jamais vues avant.

La jeune fille fantôme lui avait faussé compagnie en lui conseillant de s'amuser, d'en profiter, de se lâcher. Et c'est ce qu'il avait fait. Dansant et sautillant sous les spots jusqu'au lever du soleil.

— Mmmmmh, j'en connais un autre qui n'a pas beaucoup dormi : ton père est traumatisé par ce qui s'est passé hier. Il a remisé avec soin toutes les affaires de guerre de monsieur Pinson dans la malle, et a passé la nuit presque entière assis sur une chaise, à fixer le bout de ses pieds. J'ai tenté de parler avec lui, mais il semblait pétrifié, incapable d'articuler le moindre son. Va savoir s'il méditait, réfléchissait, flottait dans une sorte de transe ? En tout cas, il s'en veut… Après avoir renoncé à déverrouiller ton père, je suis allée me coucher et, crois-moi, j'ai dormi comme une enclume. Un tremblement de terre n'aurait pas réussi à me réveiller.

Alors qu'ils arrivent à la ferme, Domino pointe du doigt le bijou décorant la chemise du garçon.

— Cette broche m'a l'air ancienne. C'est *elle* qui te l'a donnée ?

— Oui, cela lui appartenait de son vivant. Un porte-bonheur.

Chapitre 23

Il promène le bout de ses doigts sur le papillon en argent ornant sa poitrine. Discret, élégant, une aile colorée en jaune, l'autre vert prairie.

Épinglé sur le versant gauche : voletant pile au-dessus du cœur.

Une fois la voiture garée à l'entrée de la cour, Paul s'extirpe mollement de l'habitacle et, enjoué, nageant dans un lac d'une félicité sans nom, va prendre Victorin dans ses bras, puis fait de même avec Mirabelle, en les serrant l'un et l'autre plus que de raison.

La jeune fille pouffe de rire. Elle sent très vite les raisons de cette démonstration de tendresse.

Paul va ensuite attraper Salvatore par l'encolure pour lui prodiguer un somptueux câlin, allant jusqu'à lui embrasser le museau, entre les naseaux. Seul Styx prend la fuite devant les effusions du garçon. Vraiment, c'est trop pour lui. Il apprécie les caresses des bipèdes, mais leurs étreintes collantes, non merci.

Le haut conseil a décidé de se réunir dehors, dans le pré carré. Ils sont installés dans l'herbe grasse, tous les quatre assis en tailleur. On glisse lentement vers la fin de l'après-midi, et un soleil impeccable chauffe encore leur peau. C'est agréable.

Paul vient de leur rapporter en détail tout ce que lui a raconté Jeanne.

Un silence presque religieux s'ensuit. Un long silence. C'est la voix de Victorin qui vient le briser. Une voix enrouée, comme encombrée par un trop-plein d'émotions. D'ailleurs, il frotte avec application le pourtour de la cavité de sa non-oreille.

— Je suis le Poulet le plus stupide que cette Terre ait jamais porté, assène-t-il, le regard dans le vide. Je me suis vraiment comporté comme un poulet de batterie sans cervelle. C'est affligeant.

Mais très vite, il tape sur le dessus de ses cuisses, puis dans ses mains. Si fort que les trois autres tressaillent. Avant de les dévisager tour à tour. Intérieurement, Domino a un énorme soupir de soulagement. Son Vic semble reprendre des plumes de la bête.

— On va saisir le taureau par les cornes, comme on dit… Ou plutôt la volaille par les ailes… J'ai réfléchi toute la nuit durant, sans le moindre alourdissement de paupières. Et vu tout ce que tu viens de nous révéler, Paul, nous entrons en état d'urgence Poulet. Lundi, hors de question que je retourne au travail… ni vous à l'école et au collège, dit-il avec un mouvement de menton vers les enfants. Je descendrai dès la première heure à Claire-la-Jolie. Je sais exactement ce qu'il me reste à faire. Je sens poindre dans mes entrailles une nouvelle passion… irrésistible. Et puis il faut que je répare les désagréments que j'ai causés à ce cher monsieur Musaraigne. En plus de sa poule, j'ai tout de même été à deux doigts de l'envoyer au cimetière !

Mirabelle approuve avec énergie et saute au cou de son père pour embrasser le taillis épais de sa barbe.

— Et le plus important… poursuit Victorin.

Il pointe un index en l'air.

— Ce matin, j'ai pris contact avec un je n'sais trop quoi, exorciste ou médium, par Internet. Nous avons pu échanger quelques mails. De ce que j'ai pu voir, c'est une pointure dans son domaine.

Chapitre 23

— Quoi ?! s'insurge Paul, aussitôt alarmé. On ne va pas essayer de chasser les Pinson de la maison ?! Cette guerre stupide ne fera que continuer !

Victorin secoue la tête avec véhémence.

— Mais non… Je reconnais qu'au début c'était bel et bien mon intention : les foutre dehors coûte que coûte. Mais évidemment, avec tout ce que t'a raconté la petite Jeanne, on change de mode opératoire… Non, si toi tu as la capacité de voir les colonnes de lumière, il nous faut, quoi qu'il en soit, les conseils d'un professionnel pour savoir comment les faire entrer dedans ! Je ne vois pas d'autre solution… ! Puis ce monsieur, comment s'appelle-t-il déjà…

Victorin réfléchit intensément tout en se grattant le front.

— Ah oui ! claironne-t-il soudain. Monsieur Grégory Pingouin ! Au travers de ses messages, il semble tout à fait charmant. Par contre, il ne pourra pas venir tout de suite. Son agenda est rempli jusqu'à la glotte. Aussi, il a promis qu'il débarquera ici dès que faire se pourra. Faut voir, il parcourt le pays entier pour gérer tout un tas de problèmes avec des fantômes de tous bords. Bon, je ne vous parle pas de la facturation de ses interventions ; c'est hors de prix. Mais foi de Poulet, il faut bien ce qu'il faut !

Paul a du mal à trouver le sommeil, pourtant la maison n'a jamais été aussi calme. Mirabelle dort pelotonnée contre lui, Styx roulé en boule dans le creux de son ventre. Salvatore est installé d'une étrange façon, vautré au sol sur le tapis, les quatre sabots en l'air. Seuls ses ronflements viennent perturber le silence de la nuit.

Pourtant, après la fête passée chez Max, le garçon est lessivé.

Mais ce sont d'autres fantômes qui viennent perturber sa quiétude interne. Des fantômes qui, cette fois, ont pris la forme de questions, prenant un malin plaisir à le tourmenter :

Quand Jeanne va-t-elle se manifester de nouveau ? A-t-elle réussi à avoir une discussion avec sa mère ? Henri Pinson va-t-il parvenir à se débarrasser de sa colère ? Et si c'était seulement dû au hasard, que Paul ait vu les colonnes de lumière ? Ses deux dons médiumniques sont-ils vraiment avérés ? Ce monsieur Grégory Pingouin va-t-il venir ? Est-ce que ce n'est pas une arnaque, comme on en trouve parfois sur Internet ? Cet homme est-il vraiment en mesure de trouver une solution pour que les Pinson puissent partir ? Et si oui, ces derniers seront-ils au final vraiment décidés à quitter leur demeure et le monde des vivants ?

Et celle qui le tarabuste le plus : si l'entreprise était un succès, comment allait-il vivre la séparation d'avec Jeanne, et ensuite son absence pour toujours ?

Ce n'est que vers une heure du matin que ses paupières s'affaissent enfin, tels les rideaux de fer d'une boutique, le précipitant dans un sommeil profond et sans rêves.

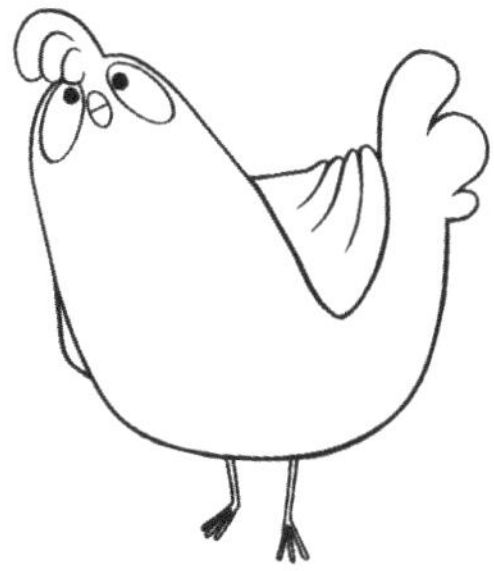

CHAPITRE 24

Tranchées boueuses sillonnées par les rats

Lundi matin, peu avant midi, Victorin fait une entrée fracassante dans la cour au volant de la petite voiture rouge. Il a klaxonné comme un dingue depuis la montée de virages en épingle pour annoncer son arrivée. Le véhicule surgit un peu trop vite en pénétrant sur le domaine. Du coup, il est obligé de freiner sèchement et au dernier moment. S'ensuit un dérapage à peu près contrôlé occasionnant un nuage de poussière.

Alerté par ce joyeux tintamarre, tout le monde s'est précipité dehors, même Gaétan Musaraigne.

Avant même de sauter de la voiture, Victorin lance par la fenêtre le cri de ralliement :

— Alors, ma géniale famille ?! Et not' cul, c'est pas du… ?!

Mais il n'obtient aucune réponse, car les autres sont trop éberlués de constater le chaos ambiant qui règne dans l'habitacle étroit de la voiture. Déjà, Domino se demande bien comment son Vic chéri a pu conduire jusqu'ici dans de telles conditions sans faire une sortie de route.

Pas moins de dix poules, six canards et quatre oies batifolent librement sur les sièges, le tableau de bord et la plage arrière. Et ça s'agite dans tous les sens, ça bat des ailes à tout-va, ça glousse, ça caquète, ça cacarde, ça nasille et ça cancane. Il y a même l'un des volatiles qui s'est juché derrière le volant, perché sur les cuisses de son conducteur. Victorin doit le repousser sur le côté pour sortir de la voiture.

Il claque la portière derrière lui et annonce au voisin, triomphant, au comble de l'enthousiasme :

— Cher monsieur Musaraigne, voilà pour me faire pardonner mon imprudence et ma bêtise ! Cadeau ! Toute cette bruyante tribu, c'est pour vous !

Le vieil homme s'avance, claudiquant sur sa canne.

— C'est… c'est tout à votre honneur. Je vous en remercie. Chaleureusement.

Domino, Mirabelle et Paul rient de bon cœur, assistant une fois de plus à la démesure du père Poulet.

— Bigre, ironise tout de même le voisin, il ne me reste plus qu'à construire ma propre arche, avant que les eaux du Déluge ne dévastent cette planète.

Il s'approche de Victorin, lui tend une main amicale. Et quand leurs paumes se serrent, il semble à Domino qu'un courant inattendu circule entre les deux hommes. Car elle surprend une étincelle fugace dans les pupilles de son mari, et une comète traverser le regard du voisin.

Mirabelle, qui n'a pu s'empêcher de pointer son nez

dans leur direction, renifle quant à elle un parfum, aussi volatil qu'inidentifiable.

— Appelez-moi donc Noé Musaraigne, décrète le vieillard avec humour.

Victorin sautille en allant à l'arrière de la voiture.

— Et j'ai fait quelques autres emplettes ! dit-il en ouvrant le coffre avec une moue malicieuse.

Les autres s'approchent. C'est rempli jusqu'à ras bord de livres et de films traitant de la guerre de 14-18.

Le sourire de Victorin s'estompe, ses sourcils se froncent. Il passe une poignée de doigts dans sa barbe.

— Je souhaite me documenter, formule-t-il avec le plus grand sérieux, ou non : plutôt, je suis saisi d'un besoin, d'une envie irrésistible de tout connaître de ces quatre années de guerre. Mais aussi sur les raisons qui ont conduit à un tel conflit, et toutes les conséquences supportées par ceux qui en sont revenus.

Six jours s'écoulent, paisibles.

Six jours : une éternité pour Paul. Car depuis la soirée chez Max, aucun membre de la famille Pinson ne s'est manifesté. Comme s'ils avaient déserté les lieux. Et pour ajouter à l'inquiétude du garçon, pas la moindre nouvelle non plus de ce fameux Grégory Pingouin. Victorin l'a relancé plusieurs fois par Internet, mais tous ses messages sont restés lettres mortes.

Du matin au soir, il tourne en rond, ronge son frein,

incapable de faire autre chose que d'attendre, attendre, attendre…

Les autres s'en sortent un peu mieux. Mirabelle passe ses journées à butiner dans les bois et dans les prairies, à communiquer avec la nature, à faire de longues balades, Salvatore collé à ses basques. Domino s'est lancée dans le jardinage. Elle a fait l'acquisition de tout un tas de graines et de boutures qu'elle parsème avec application aux quatre coins de la ferme. Jardinage qu'elle alterne avec des heures passées derrière l'ordi – maintenant qu'Internet fonctionne parfaitement – à préparer ses futurs achats pour monter prochainement son cheptel d'animaux.

Victorin a installé un grand plan de travail dans la grange et, installé sur un tabouret, ne sort plus le nez de ses lectures et de ses visionnages. Il quitte son poste seulement pour les repas, les yeux pigmentés de rouge, le teint crayonneux, l'air lointain, un peu hagard. Il n'est plus tout à fait de ce monde.

Avec ses camarades du front, il se terre dans des tranchées boueuses sillonnées par les rats. Il est tremblant de terreur, fusil en main, attendant le coup de sifflet fatidique du capitaine qui l'obligera à sortir de son trou, à gravir le parapet, à se mettre à courir sous un déferlement d'obus, slalomant à travers la mitraille. Il survit au milieu des cadavres, il supporte le froid givrant de l'hiver, la chaleur étouffante de l'été, empuantie par les corps en décomposition. Et partout, la faim, la soif, la peur, les attentes interminables, la folie, l'incompréhension, le résidu d'espoir que toute cette horreur cesse enfin un jour.

Ici, la souffrance, imposante, brûlante, plane sur tout être, sur toute chose.

Chapitre 24

Gaétan Musaraigne le rejoint parfois pour passer un moment. Ils échangent sur cette sinistre période, regardent des films ensemble. Victorin lui a narré l'histoire de la famille Pinson et, en détail, tous les événements qui se sont déroulés depuis leur emménagement.

Enfin, à l'aube naissante du septième jour, Paul est réveillé par une légère caresse sur sa joue. Il papillonne des paupières.

Jeanne, dont la silhouette est à peine perceptible, est assise sur le bord du lit.

Elle lui sourit avec une incroyable délicatesse.

— Tu es presque invisible, constate-t-il, inquiet.

— C'est que ces derniers jours, il m'a fallu puiser dans beaucoup d'émotions pour pouvoir, d'abord, apaiser mes parents, reprendre pour ainsi dire contact avec eux et, ensuite, parlementer, essayer de les convaincre… Tout cela a pris du temps. Désolée de ne venir que maintenant.

Paul se redresse un peu sur ses oreillers. Il tend une main pour toucher le bras de la jeune fille, mais sa chair passe au travers de la sienne.

— Et tu as réussi ?

— On ne peut pas encore parler de réussite, mais on va dire qu'on est sur la bonne voie, que les choses semblent se calmer.

Le garçon s'aperçoit avec effroi que Jeanne n'est plus qu'une forme tout juste scintillante.

— Tu disparais, s'affole-t-il, tu disparais !

— Oui, je dois te laisser. Il faut que j'aille au plus vite me nourrir. Ça devient urgent. À bientôt… Gardons espoir…

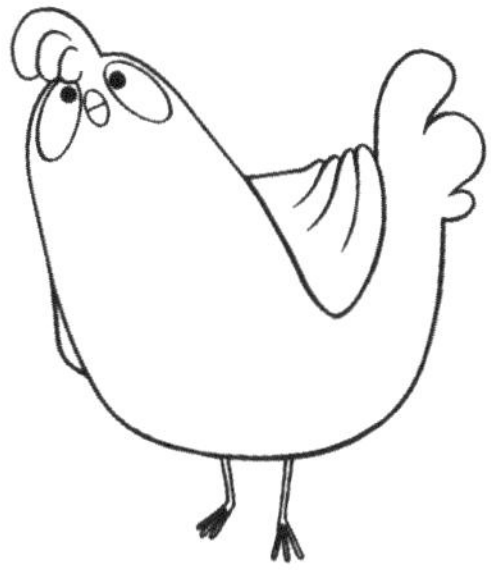

CHAPITRE 25

Sorcières

Trois jours s'étirent encore de semblable façon.

Puis, un soir, alors que le crépuscule colorie la crête des collines d'un liseré orangé, que le soleil s'est presque entièrement enfoncé dans la ligne d'horizon, Domino a les yeux qui s'ouvrent en grand. Elle s'était assoupie sur la banquette, un livre entre les mains, resté entrouvert, posé sur son ventre. Une mélodie à peine fredonnée l'a tirée de sa torpeur.

Des rires en cascade dégringolent de l'étage au-dessus : Paul et Mirabelle semblent chahuter avec Salvatore, car il y a aussi des martèlements de sabots frappant le plancher.

Domino tourne la tête sur sa droite, avant de se redresser lentement, ébahie car, à deux mètres seulement d'elle, une silhouette luminescente est assise sur l'une des chaises du salon et la fixe avec attention.

Tout en l'observant, Madeleine Pinson murmure une

berceuse au bébé qu'elle tient étroitement contre elle.

En cette toute fin de journée, avec l'obscurité qui se glisse un peu partout, les deux fantômes brillent légèrement.

— Domino, c'est votre vrai nom ?

Madame Poulet s'assoit sur le bord du canapé, met de l'ordre dans sa longue chevelure neige. Bien qu'elle ne sente aucune animosité de la part de sa visiteuse, elle demeure néanmoins sur ses gardes.

Mais le sourire spontané que lui offre madame Pinson la fait vite lâcher prise.

— Non, c'est Dominique.

— Dans le temps, tout le monde m'appelait Mado… Mado, Domino, nos deux diminutifs riment.

Le bébé babille, lance ses petits doigts potelés au-dessus de lui pour tenter d'attraper les cheveux de sa mère.

Domino est attendrie.

— Je me souviens comme si c'était hier, quand Mirabelle et Paul avaient cet âge-là… Oui, comme si c'était hier.

Elle plonge ses yeux gris dans ceux de Madeleine Pinson, avant de demander, mi-figue mi-raisin :

— Vous n'allez pas encore vous arracher la tête, là, juste devant moi ?

Madeleine éclate de rire. Un rire cristallin. C'est comme le bruit de l'eau dévalant la pente rocheuse d'un torrent.

— Non, je ne fais pas ça tous les jours, réplique-t-elle, hilare, rassurez-vous ! Je sais que vous avez trouvé mon collier. Vous l'avez là, sur vous ?

Domino désigne l'imposant bahut au fond de la pièce.

Chapitre 25

— Je l'ai rangé dans l'un de ces tiroirs.

— Vous pourriez me l'apporter, s'il vous plaît... ? Le poser sur la table ?

— Bien sûr.

Elle se lève et va chercher le bijou.

Puis, à sa grande surprise, Madeleine lui tend le bébé.

— Pourriez-vous tenir Marie quelques instants ?

Domino a un bref mouvement de recul, mais finit par offrir ses bras.

Le bébé fantôme a le poids d'une plume et, sitôt contre elle, lance un trille en souriant béatement.

Une vague de volupté traverse madame Poulet de part en part.

— Bonjour, petite Marie, susurre-t-elle à l'enfant.

Le nourrisson lui répond par un nouveau pépiement de moineau.

Madeleine a pris le collier et, tenant la chaînette du bout des doigts, fait faire un mouvement de balancier au pendentif.

— C'est terrible, déclare Domino, ce qui vous est arrivé... je veux dire... avec la grippe espagnole.

— Oui, terrible. Et... fulgurant. Quand Marie est morte, nous étions déjà gravement malades, vidés de toute force, au point que je n'avais même pas assez d'énergie pour l'inhumer. J'ai rendu mon dernier souffle dès le lendemain, avec le bébé toujours serré contre mon sein.

Dans un glissement, un mouvement tout juste perceptible, sans aucun bruit de pas, Madeleine vient se poster derrière Domino, place le pentacle autour de son cou.

— Ce bijou vous va parfaitement, lui confie-t-elle. Je vous l'offre.

— Vous… vous êtes sûre ? s'enquiert Domino, confuse.

— Certaine. Et ce n'est pas seulement pour son aspect décoratif. Vous en aurez besoin aussi. C'est un puissant réceptacle, une puissante matrice. Pour vos pouvoirs de sorcière.

— De sorcière ?

— Vous percevez bien les pensées des animaux ?

Domino se contente de hocher la tête, médusée.

— Eh bien sachez que jusqu'à ce jour, vous n'avez développé qu'une seule partie de vos capacités. Déjà, vous ne maîtrisez pas vos transes. Alors que vous pourriez décider, avec conscience, quand vous mettre dans un état second. Cela nécessite juste de l'application et de la concentration. Et plutôt que de recevoir seulement les pensées des animaux, vous pourriez également communiquer avec eux, établir un vrai dialogue… Croyez-moi, ça pourrait être quelque chose. Quelque chose de fantastique.

Domino n'en revient pas. Elle se dit également que cela ouvrirait grandement le champ des possibilités pour développer sa thèse, si elle pouvait échanger littéralement avec les différentes espèces de la ferme.

Madeleine Pinson lâche un incommensurable soupir.

— Si vous saviez depuis combien d'années, de décennies, je ne me suis pas sentie aussi bien… Depuis peu, avec Henri, nous avons enfin décidé de nous nourrir autrement…, je veux dire par là, avec des émotions positives… Mon mari semble être revenu à la raison. C'est en grande partie grâce à notre fille, Jeanne, et à votre fils, Paul… Mais suivez-moi, je vais vous montrer une autre chose qui y contribue grandement. Et vous pouvez garder Marie dans vos bras, elle semble les apprécier.

Madeleine Pinson entraîne Domino Poulet dehors, lui fait traverser la cour, s'immobilise à l'entrée de la grange.

À l'intérieur, Victorin a tiré une immense rallonge qui part de la maison pour pouvoir brancher deux lampes de bureau, et ainsi continuer ses lectures jusqu'à une heure avancée de la nuit.

Il est en train de tourner les pages d'un livre volumineux sur la Grande Guerre, parsemées de nombreuses photos en noir et blanc.

Et attentif, concentré, lisant et regardant par-dessus son épaule, la silhouette bleutée d'un autre homme.

Un homme avec un visage sens dessus dessous, un visage ravagé, un faciès de monstre.

— Votre Victorin est en train de guérir mon Henri de sa colère, souffle Madeleine.

Elles restent ainsi un long moment, immobiles et silencieuses, à contempler leurs maris, tous deux côte à côte, embarqués dans une invisible machine à voyager dans le temps.

Puis Madeleine l'invite à rejoindre un autre endroit.

Le sous-sol. La cave de gauche.

Posés au sol, scrupuleusement alignés, la contrebasse, la guitare, la trompette et le violon.

Comme neufs.

— C'était la moindre des choses, se contente de déclarer madame Pinson.

Une nouvelle fois, Domino plonge ses yeux anthracite dans ceux de la femme fantôme.

— Ils étaient en mille morceaux. Un fameux tour de magie que vous avez fait là, hein ?

Avant d'ajouter, sur un ton de conspiratrice :

— Sorcière.

Et Madeleine d'approuver, souriant aux anges :

— Sorcière.

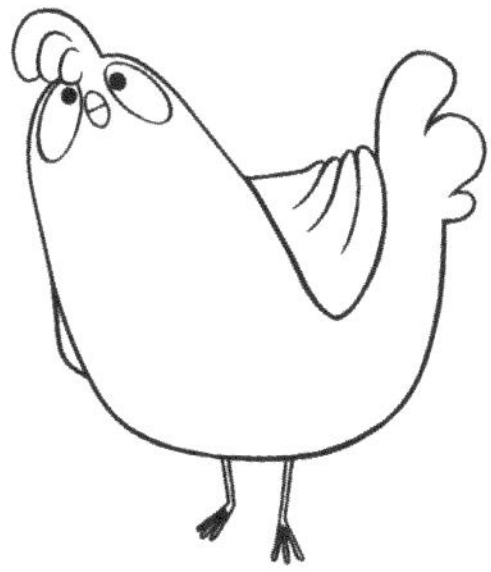

CHAPITRE 26

Petite fille du XXIe siècle

— Alors ? Partante pour une nouvelle petite corrida ? Je reconnais que tu as plutôt du talent pour l'esquive de vache !

Mirabelle décoche un sourire satisfait. En venant sciemment ici, elle était quasi certaine que le garçon allait se manifester.

La voix vient de derrière elle. Derrière et au-dessus, devine-t-elle. Mais pour l'instant, elle refuse de bouger, garde les yeux rivés sur les quarante vaches qui broutent paisiblement cent mètres plus loin.

Cette clairière est un havre de paix, pense-t-elle.

Nul bruit d'origine humaine. À grands coups de trilles, des oiseaux batifolent dans le bleu du ciel, mais aussi dans la bordure de forêt qui se dresse dans son dos.

Comme Mirabelle reste silencieuse, la voix s'enquiert :

— Tu ne veux pas me répondre ? Tu boudes pour

l'autre fois ? C'était juste une blague, tu sais.

Mirabelle est confortablement installée sur un duvet d'herbe. Non loin, Salvatore a un peu pris le large et, mufle au plancher, inspecte les lieux.

Elle daigne enfin se retourner et lever la tête.

Perchée au sommet d'un tronc, se tenant entre deux branches, une silhouette tout juste perceptible.

Mais grâce à la photo trouvée dans la maison, Mirabelle le reconnaît sans mal.

Corps sec et musclé, chevelure rousse en bataille et visage criblé de taches de rousseur. Malgré le peu de consistance de chair – le fait qu'il apparaisse en plein soleil doit y être pour quelque chose –, on devine néanmoins l'éclat de ses pupilles.

Quatorze ans, évalue-t-elle. *Matois comme un chat,* se dit ensuite la fillette, *malin comme un corbeau.*

— T'as perdu ta langue ? glousse Léon. Ma casquette te va bien.

Mirabelle finit par se mettre debout, vient se planter devant l'arbre où niche le fantôme, met ses mains sur ses hanches, après avoir rajusté le couvre-chef qu'elle s'est approprié.

— Alors pour ce qui est de la corrida, non, sans façon. Et tes blagues, je les trouve non seulement dangereuses, mais aussi carrément pourries… Et puis, c'est tellement facile quand on agit en étant invisible et qu'on a des pouvoirs surnaturels… Donc, dans de telles circonstances, « lâche » me semble le mot qui conviendrait le mieux.

Léon éclate de rire, saute au sol.

— Pauvre, pauvre mortelle, minaude-t-il. Tu sais que tu me plais, toi ! J'aime les gens qui n'ont pas leur langue dans leur poche. Tiens, on pourrait peut-être devenir amis… ?

Vivante et ectoplasme se font maintenant face.

Salvatore, intrigué semble-t-il par la conversation, s'est rapproché et renifle en direction du garçon, tout en gardant une distance prudente.

Léon lève une main, dresse l'index et le majeur.

— Avec ce vieil âne racorni, cela te fera, du coup, « deux » amis.

— Hummmm, t'es tout le temps en train de crâner comme ça, de te la jouer ?

— Dis donc, respect, petite fille du XXIe siècle, je te rappelle que je suis beaucoup, beaucoup plus âgé que toi !

C'est au tour de Mirabelle de rire.

— Depuis la naissance de l'humanité, il y a toujours eu des jeunes crétins et des vieux crétins. L'âge n'a rien à voir là-dedans.

Léon s'allonge, s'installe sur un coude, paume de main soutenant sa tête et, avec nonchalance, arrache un brin d'herbe et se le colle dans un coin de bouche.

Mirabelle se dit qu'il a un visage lumineux. Que bien que mort, ce garçon déborde de vie.

Sans s'en rendre compte, elle s'assoit à côté de lui et prend aussi une tige d'herbe, qu'elle se met à mâchouiller lentement.

— En tout cas, reconnaît Léon, toi et ton clan Poulet avez fait des merveilles avec ma déglinguée de famille… Hier, mon père m'a adressé la parole, avec calme, sans la moindre irritation. Cela n'était pas arrivé depuis une demi-éternité… au moins. Alors je dois dire : mille mercis. Et c'est sincère, crois-moi !

Il tourne vers elle son visage éthéré.

— Ça m'a fait un bien fou de le « retrouver » presque comme avant, confie-t-il.

Mirabelle sniffe légèrement. Elle sent une véritable joie. Ainsi qu'un grand soulagement.

— Si ce Grégory Pingouin a une solution pour vous faire partir, tu seras content d'entrer dans la colonne ? demande-t-elle.

Léon se redresse, observe les déambulations des vaches au loin, alors que Salvatore vient de glisser au sol et, remuant échine et sabots, se frotte le dos contre l'herbe grasse avec délectation.

Les traits du garçon se sont sensiblement assombris.

— Honnêtement, semble-t-il réfléchir tout haut, je n'en sais rien… et entre nous, cette question est en train de me tourmenter l'âme. Déjà, j'ignore sur quoi on va tomber « là-haut »… Et puis au fil des décennies, j'ai eu le temps de m'habituer à cette étrange existence ici-bas. Contrairement à mes parents, le monde tel qu'il est devenu maintenant me convient assez. Je me balade, je vadrouille un peu partout, je m'amuse à faire tout un tas de blagues aux mortels… Et puis j'ai beaucoup d'amis fantômes.

Il garde le silence un moment, jette négligemment le brin d'herbe, avant d'ajouter :

— Dont un très très bon. Des décennies maintenant qu'on est cul et chemise.

— Il s'appelle comment ?

— Caius. Bloqué sur terre depuis plus longtemps, bien plus longtemps que moi…

— Alors peut-être sera-t-il d'accord pour que vous entriez ensemble dans la colonne de lumière ?

— Hou là, non, il ne voudra jamais. Sa situation est apparemment encore plus compliquée que la nôtre… Il s'est imposé une mission… de la plus haute importance, d'après ses dires… Une mission qui l'obsède et qui le fait voyager aux quatre coins du globe. De ce que j'ai cru comprendre, il recherche quelqu'un. Et ça depuis plusieurs siècles… Mais malgré notre lien, il refuse de m'en dire plus. Ce n'est pourtant pas faute de l'avoir questionné… Bon, je reconnais que c'est aussi ça qui me plaît chez lui : sa zone d'ombre, sa zone de mystère.

Léon s'étire, tourne son visage vers le soleil au firmament.

— Voilà pourquoi c'est épineux pour moi. Partir, pas partir… Mais bon, peut-être que je n'aurai pas le choix, car on sait que la colonne de lumière dégage un pouvoir d'attraction auquel on peut difficilement résister.

Mirabelle pointe sous le nez du garçon son index et son majeur.

— Bon, tout réfléchi, en plus de Salvatore, ça m'dit bien que tu sois mon « deuxième » ami.

L'après-midi touche à sa fin et Domino a dégoté dans la remise un vieux transat bringuebalant, mais néanmoins confortable.

Elle s'est installée dans un angle de la cour et profite de la chaleur déclinante du jour.

Victorin est toujours reclus dans la grange, les enfants dans leur chambre à l'étage. Mirabelle vient tout juste de rentrer de promenade.

— J'ai discuté avec Léon, a-t-elle évoqué le plus simplement du monde. Il est carrément cool. On a décidé qu'on serait copains.

Styx se tient non loin d'elle, reniflant la circonférence d'un trou dans le mur, sa queue battant l'air. À quatre reprises, la même souris a pointé le bout de son museau et, à quatre reprises, le chat n'a pas réussi à l'attraper. C'est ça, quand on se traîne une malchance de tous les diables. On dirait même que le rongeur a deviné cet état de fait et va exécuter de nouvelles sorties juste pour le narguer.

Tout en triturant entre ses doigts le petit pentacle autour de son cou, Domino fixe le chat avec insistance, essayant d'entrer de son propre chef dans l'état de transe qu'elle connaît si bien.

Au bout de quelques minutes, ses pupilles se dilatent, ses iris grossissent, ses paupières se soulèvent et les parois de ses narines frémissent.

Elle tend son esprit vers celui de Styx.

Intensément.

Comme elle ne l'a jamais fait auparavant.

L'animal finit par s'immobiliser, et tourne oreilles et moustaches vers elle.

L'humaine veut communiquer ?

Voilà la phrase qui vient flotter, juste en bordure de la conscience de Domino.

Oui, Styx ! lui lance-t-elle en retour par télépathie, soudain emplie d'une joie sans borne. *Mais c'est plutôt : l'humaine PEUT communiquer !*

Et le chat réagit en s'approchant d'elle et en sautant sur ses genoux.

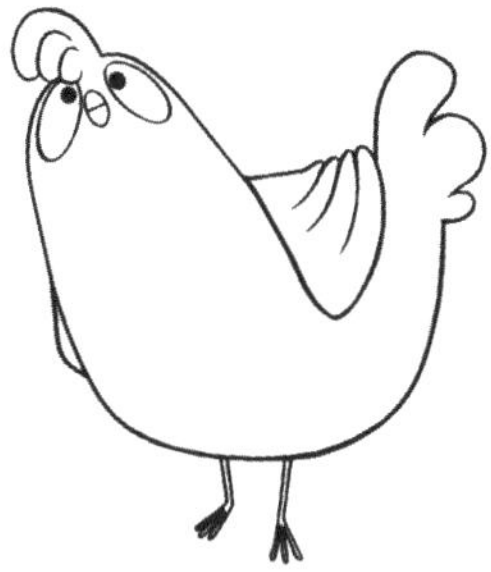

CHAPITRE 27

Une terrible hallucination

Le lendemain, quasiment à la même heure, alors que le jour commence tout doucement à se faire grignoter par la nuit, survient un événement auquel personne ne s'attendait.

Les enfants sont vautrés sur leur lit. Mirabelle bouquine, tandis que Paul, mains derrière la nuque, rêvasse en fixant le plafond. Bien sûr, il pense à Jeanne qui n'a toujours pas réapparu. Il languit de la retrouver. Il a questionné Madeleine.

— La dernière fois que tu l'as vue, elle avait tiré sur la corde et n'était plus très loin de disparaître. Il lui faut donc se sustenter énormément pour se défantômatiser, et cela prend du temps. Sois patient, elle sera bientôt de retour.

Domino sort tout juste de la douche. Enroulée dans un immense peignoir, face au miroir, elle se passe lotion et crème sur le visage.

Le cri leur parvient du rez-de-chaussée. Un cri court, sec, mais rempli d'une telle surprise et d'une telle terreur que chacun est transpercé d'un frisson glaçant. L'instant d'après, à cette effroyable plainte s'ajoutent un choc sourd – une masse conséquente qui percuterait le sol –, puis un miaulement de Styx.

Un miaulement de douleur, se dit Domino.

Ils se précipitent dans le couloir et dévalent les escaliers.

Victorin est allongé sur le plancher entre la cuisine et le salon, sur le ventre, inconscient. De sous sa poitrine, deux pattes de chat dépassent, griffes et coussinets moulinant l'air désespérément.

Victorin semble s'être écroulé de tout son poids, aplatissant malencontreusement Styx qui, une fois de plus, se trouvait ni au bon endroit ni au bon moment.

Le clan Poulet est en panique. Mais qu'est-il arrivé à Victorin ?

Domino vient s'agenouiller près de lui, passe des mains tremblantes sur ses joues et sur sa barbe.

Mirabelle et Paul ont le réflexe de soulever légèrement la grande carcasse de leur père pour libérer le chat, qui file, queue ébouriffée et soufflant comme un sèche-cheveux, se réfugier sous la banquette.

Domino secoue son mari, mais rien n'y fait. Il demeure inerte et inconscient. Alors forcément, elle pense à un AVC ou à une crise cardiaque.

Elle appose deux doigts sur la jugulaire de Victorin. Ouf : le pouls est lent, mais bien là.

— Un portable, vite ! parvient enfin à ahaner Domino,

il faut appeler les secours… Oh, mon Vic, mon Vic, mon Vic… Mais qu'est-ce que tu nous fais là ?

Paul s'apprête à grimper quatre à quatre à l'étage pour aller chercher son téléphone, quand Madeleine et Henri, alertés eux aussi, font leur apparition.

— Laissez-moi m'en occuper, Domino, somme madame Pinson, d'une voix abrupte, mais qui se veut rassurante.

Une voix qui laisse entendre : « Faites-moi confiance, je sais ce que je fais. »

Domino se pousse pour lui laisser la place, attrape la main de son compagnon, serre ses doigts entre les siens plus que de raison.

Chacun retient son souffle, tandis que Madeleine place sa bouche au-dessus du crâne de l'accidenté, entrouvre les lèvres… et se met à aspirer. Quoi ? Eh bien comme une fumée légère qui s'échappe du cuir chevelu de Victorin, monte en corolles jusqu'à la bouche de la femme fantôme.

Et à mesure qu'elle aspire la substance éthérée, Victorin ouvre lentement les yeux, bat des cils, ébloui par la lumière pourtant feutrée du crépuscule, comme s'il sortait d'un profond puits de ténèbres.

Mirabelle, Paul et Domino sont tout à la fois soulagés et émerveillés. Cette dernière reprend :

— Oh, mon Vic, mon Vic, mon Vic, mon Vic… Mais qu'est-ce que tu nous as fait là ?

Victorin offre un regard reconnaissant à Madeleine, avant d'expliquer, la bouche encore pâteuse, les yeux roulant légèrement dans leur orbite :

— J'arrivais de la grange, j'allais aux toilettes et j'ai eu une terrible hallucination… qui m'a fait partir dans les pommes…

— Quoi donc ? le presse sa femme. Quelle hallucination ?

— Ce n'est rien d'autre qu'un choc dû à nos retrouvailles, surgit une petite voix grêle derrière eux. Un choc dû au grand amour retrouvé avec « la plus belle et la plus adorable des mamans ».

Tout le monde sursaute et se retourne.

Une silhouette fluette, frêle, tassée se tient dans l'encadrement de la porte d'entrée restée ouverte. Des yeux d'un bleu acier surplombent un masque chirurgical.

— J'ai mis un temps fou à vous retrouver, ajoute l'apparition. Aussi, vous ne m'avez pas prévenue que vous aviez déménagé.

Elle fait trois petits pas pour entrer dans la maison, claque la porte derrière elle, pose à ses pieds son sac à main, ainsi qu'un parapluie.

Pas étonnant que le choc ait été violent pour Victorin, constate Domino, car Aglaé Poulet a l'air plus que vivante. En l'observant attentivement, on devine un minuscule filament de lumière sur le pourtour de son corps, seul détail trahissant sa condition d'ectoplasme.

Sa charmante belle-mère vient de pointer sa désagréable trogne comme si de rien n'était, comme si elle les avait quittés la veille.

Victorin se relève lentement, décontenancé, abasourdi.

Et bien sûr, son premier réflexe est de promener le bout de ses doigts autour de sa non-oreille.

La vieille dame dévisage sa belle-fille, le regard féroce.

— Au début j'ai bien cru que c'était vous, ma bru, qui aviez versé du poison dans mon assiette… Et puis non… Un bête arrêt cardiaque, banal, stupide, ridicule… Succomber de la sorte, le visage plongé dans une portion de soupe… quelle humiliation.

— Et tu… tu… cafouille Victorin. Tu n'as pas rejoint la colonne de lumière ?

La mamie a un haussement d'épaules plein de dédain.

— Ceux d'là-haut ont bien essayé de m'attirer avec leurs chants mielleux à souhait, mais c'est mal connaître Aglaé Poulet. Personne ne me dit quoi faire, ange ou pas ange, chérubin ou pas chérubin, Dieu ou pas Dieu, ou je ne sais encore quelles créatures célestes… Mon fils, tu sais que je ne me laisse pas ensorceler par le premier énergumène venu. Et puis, je parierais mon dentier qu'ils ne respectent même pas le port du masque dans leur prétendu paradis. Alors j'ai vaillamment résisté à l'appel… Ce qui n'a sans doute pas été le cas de cette chère et tendre mademoiselle Vanille. Elle a cassé sa pipe peu de temps après le chouette enterrement que vous m'avez gentiment concocté. Je suis convaincue que la colonne de lumière, elle s'y est carrément jetée tête baissée. C'est ça quand on a la volonté d'un lombric.

Elle se pince le bras.

— Et regardez-moi cette chair bien ferme, je ne risque pas de passer à travers les murs, moi. Je suis une pas-encore-presque-morte. Et pour cela, autant te dire que je me bâfre à outrance. J'ai même dix fois plus d'appétit que du temps de ma jeunesse.

— Tu te nourris où ? questionne Mirabelle, bien qu'elle ait déjà plus ou moins deviné la réponse.

— À l'EHPAD, pardi ! Y a un vieux fantôme là-bas, coincé depuis des lustres. Il m'a appris comment m'y prendre. Y a de la bouffe à foison : nostalgie, tristesse, douleur, peur de la mort… du Alzheimer en veux-tu, du Parkinson en voilà. Un vrai buffet d'hôtel cinq étoiles trois fois par jour… Et puis qu'est-ce que je me suis marrée. J'peux jouer des tours aux autres pensionnaires encore mieux qu'avant. Ah, ils ne se sont pas ennuyés là-bas, toutes ces dernières semaines… Puis j'ai fini par me lasser… Alors, me voilà.

Elle attrape une chaise et s'y assoit, raide comme un bout de bois.

— Bon, alors… Mon fils adoré, tu as décidé de dilapider ton héritage dans cette…

Ses yeux tournent d'un côté, puis de l'autre, dérivent vers le sol, puis vers le plafond.

— … vieille ferme. Vous avez quitté le centre-ville pour… ça ? Vous êtes devenus des culs-terreux, quoi. Bon, je vais m'adapter. Ça a l'air plutôt grand. Sûr qu'il y a une chambre de disponible pour moi.

Mirabelle sniffe en direction de son père. Elle perçoit sans mal un incommensurable dépit, une demi-montagne qui vient de lui tomber sur la tête et sur les épaules.

— Maman, pourquoi ne m'as-tu jamais dit que tu avais tout cet argent engrangé sur des comptes ?

— Mon fils chéri, enfin, tout le monde a ses petits secrets.

— Mais avec tout ça, tu aurais pu largement nous aider à éponger les dettes que nous a laissées papa, et tu as préféré…

Des coups anarchiques font vibrer la porte d'entrée. Paul va ouvrir. C'est Salvatore qui vient tendre un museau curieux.

Parfaite diversion pour qu'Aglaé change de sujet :

Chapitre 27

— Ah, assène-t-elle, vous voilà aussi flanqués d'une bourrique à présent, comme si vous n'aviez pas déjà assez à faire avec cet idiot de chat.

Les missiles pleuvent comme en temps de guerre.

— Et je constate qu'il y a dans cette bicoque autant de morts que de vivants, constate-t-elle en détaillant de son regard tranchant Madeleine et Henri.

Victorin se crispe. Il a deviné à quoi va ressembler le prochain projectile. Il pose une main discrète sur le bras de son nouvel ami, lui enjoignant de garder son calme.

— Des rouquins, dit Aglaé d'une voix veloutée. Dur, dur à vivre, ça… Monsieur a une mine horrible, en plus. C'est dû à une malformation congénitale ? À un accident de la route ?

Henri pousse un grognement sourd, mais prend sur lui. Il a entendu pire.

La vieille lève les mains.

— Entendu, entendu, entendu, j'ai compris, sujet sensible. Je n'en dis pas plus.

De l'un des recoins de la maison montent les pleurs de Marie.

— Je pense qu'elle a faim, décrète Madeleine en leur faussant aussitôt compagnie.

— Ah ben mieux, déplore Aglaé, consternée, il y a aussi un bébé… C'est particulièrement bruyant, ça, un bébé… Il faudrait peut-être voir à…

Elle est interrompue par de nouveaux coups donnés contre la porte.

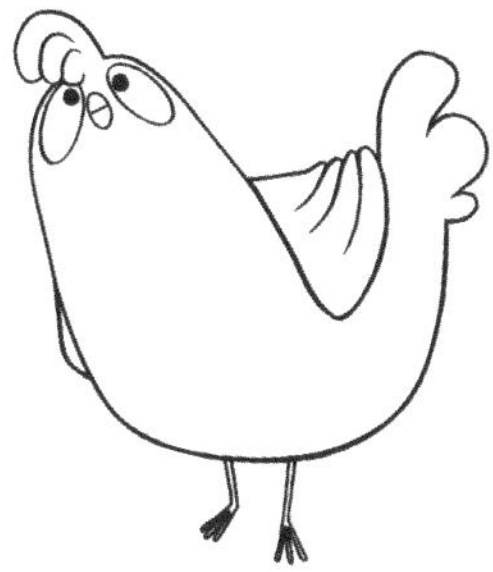

CHAPITRE 28

Bouffée de chaleur

Gaétan Musaraigne fait son entrée, chargé d'une grosse cagette remplie de légumes.

— Bonsoir la compagnie ! Mon potager est une vraie corne d'abondance cette saison. Il y en a au moins pour dix personnes, alors vu que je suis seul et que vous êtes végétariens, je me suis dit…

Le vieil homme a un hochement de tête pour saluer tout le monde, reste un peu surpris de la présence de la mamie.

— Comme c'est gentil de votre part ! le remercie Victorin. Je vous présente ma mère. C'est notre charmant voisin, maman.

Évidemment, en guise de salut, Aglaé n'éructe qu'un simple grognement.

— Enchanté, madame. Mais… s'étonne monsieur Musaraigne, dubitatif, vous ne m'aviez pas dit qu'elle était décédée ?

— Oui, mais elle est revenue.

— C'est aussi un fantôme, précise Paul.

— Une pas-encore-presque-morte, rectifie la mamie d'un ton cassant.

Et c'est en entendant sa voix, que Gaétan Musaraigne, en tout premier lieu, se fige, lâche la cagette. Concombres, carottes, navets et autres patates vont rouler aux quatre coins du salon. Ensuite, l'homme blêmit, se liquéfie et, pris de malaise, recule de deux pas, pour appuyer son dos contre la porte d'entrée.

Domino se précipite, lui saisit le coude et le tient fermement pour qu'il ne s'écroule pas.

— Que vous arrive-t-il, Gaétan ?

— Gaétan ? s'étonne Aglaé. Gaétan comment ?

— Musaraigne, complète Mirabelle.

— Bigre, fichtre, ben si je m'attendais à ça.

Au ton qu'elle emploie, on dirait qu'elle est à la fois décontenancée, embarrassée et contrariée.

Mirabelle s'approche pour sniffer sa grand-mère.

Oui, elle détecte une gêne, un trouble. Autant dire, des parfums encore jamais perçus chez la vieille dame.

Le voisin essaie de parler, mais c'est comme si on avait bourré sa bouche avec une poignée de terre.

Enfin sa voix se libère, mais sous la forme d'un glapissement :

— C'est toi, Aglaé ? C'est vraiment toi ?

La mamie se tourne vers les membres du clan Poulet.

— Sacrée coïncidence que vous ayez emménagé juste à côté de ce monsieur ; oui, sacrée coïncidence.

— Ce monsieur ?!

Gaétan Musaraigne semble avoir repris du poil de la

bête. Ses traits ont perdu de leur pâleur. Il s'empourpre même, redresse son squelette osseux. Domino lui lâche le bras. Il s'avance d'un pas, bombe légèrement le torse, comme s'il était prêt à en découdre.

— Et pourquoi parles-tu donc d'une coïncidence ?

— Pour rien, pour rien, lance Aglaé.

Elle a l'air très mal à l'aise, se lève de sa chaise un peu trop brusquement. Le parapluie va rejoindre les légumes sur le plancher. Elle serre les anses de son sac à main, comme si elle avait peur qu'on le lui dérobe.

— Bon, bon, bon, embraye-t-elle ensuite, c'est pas l'tout, mais il commence à se faire tard. Je viens de me rendre compte que j'ai oublié quelques affaires à l'EHPAD. Faudrait pas que quelqu'un de malintentionné me les pique. Et puis, j'ai la dalle. Je serai de retour dans quelques jours tout au plus. *Adios amigos* !

Et Victorin l'entend ajouter, dans un marmonnement, en partie étouffé à cause du masque qui lui couvre la bouche :

— … quelques semaines, ou plutôt quelques années… voire quelques décennies…

Il attrape sa mère avant qu'elle ne prenne la poudre d'escampette.

— Pas si vite, maman, lui ordonne-t-il fermement. J'ai bien envie de savoir ce que Gaétan a à nous dire.

Domino n'en revient pas, car jamais, de toute leur vie commune, elle n'a entendu son Vic chéri s'adresser de la sorte à sa mère.

Aglaé tâche de se débattre. Se sentant prise au piège, elle piaille à la cantonade :

— Je ne connais pas cet homme ! Je ne connais pas cet

homme ! Ni d'Adam ni d'Ève ! C'est la première fois de ma vie que je le vois ! Je le jure !

Mirabelle renifle à plein nez que le père Musaraigne est furax.

Le vieillard s'avance encore et pointe la mamie d'un index accusateur.

— Et en plus tu oses jurer ! Mais remarque, ça ne m'étonne pas de toi !

Il est ensuite terrassé par un monumental soupir. Un soupir qui vient de loin. On dirait que malgré son grand âge, c'est tout un pan de sa vie qu'il n'a pas encore digéré, et qui vient de s'écrouler à l'instant.

— J'ai connu cette femme quand nous avions tous deux tout juste vingt ans. Je suis tombé fou amoureux d'elle…

L'esquisse d'un sourire nostalgique vient lui colorer les joues et lui soulever les oreilles, mais il s'astreint à le chasser aussitôt d'un terrible froncement de sourcils.

— Et j'ai d'abord cru que c'était réciproque. Mais tu m'as bien entourloupé, Aglaé Poulet.

Domino comprend maintenant le léger trouble du voisin quand, à leur arrivée dans la ferme, ils avaient énoncé leur nom de famille.

— Mais, maman… ? s'enquiert Victorin. Tu as rencontré monsieur Musaraigne après la mort de papa ? Parce qu'avant, ton nom de jeune fille, c'était Têtard. Mais ça ne colle pas avec l'âge, ce n'est pas possible.

— Balivernes ! rétorque Gaétan. Elle s'est toujours appelée Poulet ! C'était ça, son nom de jeune fille… Oh, une fois qu'on a été mariés, pendant seulement six mois, précisons-le, elle s'est appelée Aglaé Musaraigne.

Chapitre 28

Un nœud est en train de dangereusement s'épaissir dans l'estomac de Victorin. Il est pris d'une virulente bouffée de chaleur. Il n'arrive plus à architecturer sa pensée pour formuler les questions adéquates.

D'autant que la mamie ne pipe pas un mot. Elle continue de pousser de petits grognements contrariés, fixant le voisin, ses iris lui lançant haches et couteaux.

Du coup, Gaétan Musaraigne poursuit :

— Je suis né dans une famille très aisée. Mon père était un industriel. C'était un homme habile en affaires. Mais il est mort dans un accident de chasse quand j'avais à peine dix ans. Fils unique, j'ai hérité d'une grande partie de sa fortune… Et sans que je le sache, madame…

De nouveau, cinglant, il désigne Aglaé :

— … a dilapidé en un temps record une première moitié de mon argent !

— Mais comment ? demande Paul.

— Au jeu, au casino. Des sommes… indécentes !

Gaétan Musaraigne est à présent tellement énervé que sa bouche se rétracte, se tord, au point qu'il manque en perdre son dentier. Il postillonne, remet l'appareil en place d'un geste brusque.

— Et du jour au lendemain, elle a disparu dans la nature, avec – vous le devinez bien – la seconde moitié de mon argent. Je me suis retrouvé sur la paille…

— Plumé comme un Poulet, ne peut s'empêcher de commenter Mirabelle.

— Oui, plumé comme un poulet… Je l'ai cherchée pendant des mois. En vain. Cette petite maligne avait bien brouillé les pistes. Elle s'était tout bonnement volatilisée.

Les rouages du cerveau de Victorin, surchauffés

à blanc, ont un mal fou à s'enclencher normalement. Il a l'impression d'être complètement perdu dans une inextricable forêt vierge. Il lâche sa mère, tangue légèrement sur lui-même.

— Mon Vic chéri, explique Domino, ma chère belle-mère a sans nul doute, après sa fuite, continué à jouer, et ainsi à s'endetter. Elle nous a gentiment refilé la facture à payer, tout en prenant soin de soigneusement conserver l'autre partie du pactole qu'elle avait piqué à monsieur Musaraigne. Pactole dont tu as finalement hérité…

Victorin tangue un peu plus encore. Ses yeux sont vitreux. Dans son regard il y a comme une béance. Une béance qu'il tourne néanmoins vers Aglaé.

— Tellement de mensonges… Et mon père alors ? ironise-t-il. Réginald, mort dans un accident de la route ? Au moins, ça c'est vrai, ou également des sornettes ?

La mamie lève les yeux au ciel.

— Bon, bon, bon, bon, bon… Eh bien, si tu veux vraiment la vérité toute crue : il n'a jamais existé, crache-t-elle derrière son masque. Voilà, je l'ai inventé de toutes pièces.

Domino, qui, elle, a déjà bien tout percuté, vient saisir avec douceur les deux pans de barbe hirsute de son mari.

— Donc, la formidable coïncidence qu'évoquait tout à l'heure Aglaé, c'est d'avoir atterri par le plus grand des hasards – car cela, Jeanne, en mettant tout en œuvre pour nous attirer jusqu'ici, ne pouvait pas le deviner – dans la maison juste en face de celle de ton vrai…

Elle s'interrompt un instant.

C'est maintenant au tour de Gaétan d'être pris de vertiges. Paul se dépêche de venir le soutenir en glissant un bras autour de ses épaules pointues.

Chapitre 28

Domino fixe intensément sa belle-mère.

— Aglaé ? lui demande-t-elle, il serait peut-être temps de lâcher un mot. Je crois que l'explication devrait pouvoir tenir en une seule phrase.

La mamie se crispe, regarde tour à tour Victorin et Gaétan Musaraigne. Et c'est avec un effort considérable qu'elle parvient à cracher à ce dernier :

— Peu après t'avoir quitté, j'ai appris que j'étais enceinte de toi.

Le voisin est décomposé.

Il détaille de bas en haut Victorin Poulet, comme si c'était la première fois qu'il le rencontrait.

— C'est mon… mon fils ?

Et le barbu de désigner monsieur Musaraigne.

— C'est mon… c'est mon père… ?

Avant de nouveau perdre connaissance.

Son grand corps bascule en avant. Cette fois, c'est Henri Pinson qui s'élance pour le retenir, évitant ainsi que Victorin aille s'étaler de tout son long sur le plancher du salon pour la seconde fois de la soirée.

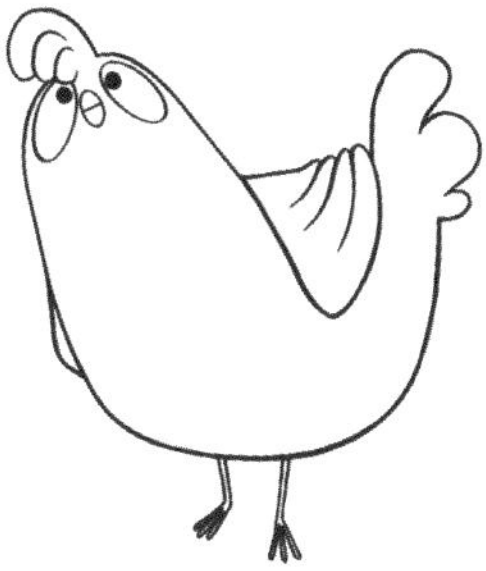

CHAPITRE 29

Grégory Pingouin

Trois jours ont passé depuis la soirée où les mensonges d'Aglaé ont été révélés.

La mamie n'a pas fait de vieux os après les échanges musclés. Elle est repartie se sustenter à l'EHPAD dès la tombée de la nuit. Et le reste du clan Poulet était certain qu'elle ne reviendrait pas de sitôt. Mais ils se trompaient.

Car, dès le lendemain matin, elle est réapparue comme une fleur, comme si rien ne s'était passé, s'octroyant avec toupet l'une des chambres encore libres à l'étage. Elle y reste enfermée la plupart du temps depuis, occupée à lire et à tricoter. Les rares moments où elle en sort, c'est pour s'installer sur une chaise dans la cour et continuer de balancer sa bile sur quiconque passe à portée. Indécrottable mamie Aglaé Poulet.

Léon, quant à lui, a un peu plus réinvesti la ferme. Il passe du temps avec ses parents, mais aussi avec Mirabelle et Salvatore.

Gaétan et Victorin sont toujours fourrés ensemble, comme s'il fallait rattraper au maximum toutes ces années perdues. Henri se joint à eux quelquefois. Leurs discussions à tous trois sont joyeuses et animées.

— Bien le bonjour, ami de Mira, salut, copain de Mira, hello, pote de Mira ; et toi, comment se porte ton écorce depuis l'autre fois ? Et toi, alors, ta sève ? Elle circule bien ?

Paul s'amuse à saluer tous les arbres de la forêt. Ça fait rire Jeanne, revenue à la ferme depuis peu.

— Je me suis baladé une seule fois avec ma sœur dans les bois, dit-il souriant, eh ben c'était la première et la dernière fois. On a mis une heure pour faire trois cents mètres.

C'est un après-midi plein de soleil. Depuis le retour de Jeanne, Paul Poulet est euphorique. Bien que toujours irisée d'un halo bleu visible à l'œil nu, la chair de la jeune fille a nettement repris de la consistance.

Ils se tiennent par la main, tout en déambulant tranquillement dans la sylve silencieuse.

Jeanne s'arrête, serre ses doigts dans les siens.

— Je sais que l'on n'en parle jamais, mais tu as bien conscience qu'il nous reste peu, voire très peu de temps à passer ensemble ?

Le visage de Paul s'alourdit à l'évocation de cette réalité.

— Tu es sûre de vouloir partir ? demande-t-il.

— Ai-je vraiment le choix ?

Avant d'ajouter sur le ton de l'humour :

— Et imagine si je reste : tu vieilliras, et moi je garderai une éternelle apparence de jeune fille, fraîche et jolie !

Mais cela ne suffit pas à délier la mine contrite du garçon.

— Je pourrais me suicider, hasarde-t-il avec un inquiétant sérieux. Cela serait peut-être une solution.

Elle le rabroue aussitôt.

— Je ne veux pas entendre ces mots-là sortir de ta bouche, Paul Poulet ! Tu as ta vie à mener sur cette Terre en tant que vivant !

Au-dessus d'eux, une brise agite la canopée de la forêt. Un bruissement apaisant et merveilleux.

Paul se déride un peu. Ils restent un long moment ainsi, à se fixer droit dans les yeux.

— Il était pas mal notre baiser de l'autre soir, finit par lui chuchoter Jeanne, à la fête d'anniversaire… J'en voudrais bien un autre.

Le garçon obtempère sans se faire prier.

C'est un jeudi matin, en milieu de matinée, qu'un formidable bruit de pétarade les alerte de la visite tant attendue. Le vrombissement du moteur, combiné aux détonations du pot d'échappement, résonne dans toute la vallée.

Une moto d'un âge visiblement plus qu'avancé, à la mécanique rafistolée mille fois, fait une entrée en fanfare dans la cour du domaine.

Une fois les gaz coupés, un bipède tout revêtu de cuir en descend. Du plat de ses paumes gantées, il tapote son torse et ses cuisses pour chasser la poussière accumulée.

Il retire ensuite son casque.

— Holà ! Est-ce bien ici que vit un dénommé Victorin Poulet ? Il a quémandé mes services. Je m'appelle Grégory Pingouin.

Les tribus Poulet et Pinson sont réunies dans le grand salon. Gaétan Musaraigne est présent aussi, ainsi que l'âne et le chat.

Aglaé est sortie de sa chambre. Assise en retrait sur une chaise, roide comme un cierge d'église, elle s'est juste contentée de marmonner dans son masque :

— Qui c'est donc que ce bellâtre ? Un motard aux allures de joli cœur… ça ne présage rien de bon.

De toute l'assemblée, c'est la seule à ne pas être au courant du déroulé de l'histoire depuis l'emménagement du clan Poulet dans la ferme.

« Joli cœur ». L'expression est plutôt appropriée, car Grégory Pingouin est un homme svelte, affichant une grâce certaine. Des traits fins, un nez aquilin, cheveux châtains coupés en brosse, le front haut, de grands cils, avec en dessous un regard aux prunelles noires. Un regard intelligent, doux, profond. Ces regards qui vous percent de part en part quand ils soutiennent le vôtre un peu trop longtemps. En se présentant succinctement, il a laissé entendre qu'il avait une quarantaine d'années.

Bon sang, il en fait facile quinze de moins ! a songé Domino, estomaquée. *Faudra que je lui demande s'il utilise des crèmes spéciales et, si oui, lesquelles…*

Il a roulé pendant deux jours pleins pour venir jusqu'ici. On lui a proposé quelque chose à boire.

Chapitre 29

— Un alcool fort, a-t-il aussitôt réclamé avec un sourire irrésistible, plein de gentillesse, large comme une baie vitrée sur la façade d'une maison.

Victorin est allé lui chercher un whisky.

L'homme est maintenant confortablement enfoncé dans l'un des fauteuils et savoure sa boisson sans mot dire, ses iris sautillant de l'un à l'autre des convives rassemblés en face de lui.

Paul a remarqué que Salvatore et Styx, pourtant toujours curieux quand débarque un nouveau, restent à bonne distance. D'habitude, ils auraient approché truffe et museau pour mener une identification olfactive détaillée.

Grégory Pingouin a retiré son blouson en cuir. Il porte une chemise vert pomme tout à fait saillante. Tout le monde remarque une chaîne autour de son cou, avec en son bout un petit coffre en guise de pendentif. Un bijou apparemment en or, très finement ouvragé, muni d'un couvercle bombé, ainsi que d'un fermoir à l'échelle, minuscule.

Par réflexe, et sans en avoir vraiment conscience, Domino fait tourner entre ses doigts son pentacle de sorcière.

Usant de la plus grande discrétion, Mirabelle sniffe en direction de leur hôte et, comme elle ne perçoit rien – mais alors absolument rien –, elle réitère l'exercice, encore et encore, avec une vive insistance.

La jeune fille s'en trouve déstabilisée, car cela ne lui est encore jamais arrivé. Elle ne capte pas le moindre flux d'émotions… et frissonne en s'apercevant que Grégory Pingouin la regarde avec une déconcertante fixité.

— Tu t'appelles Mirabelle, c'est ça ? finit-il par demander.

— Oui, c'est ça.

— Étonnantes capacités que tu as là.

Mince, comment a-t-il pu deviner ?

Il lui sourit avec bienveillance, avale une gorgée de whisky, avant d'exposer :

— Mais ça ne marche pas avec moi. J'ai tout un système… comment dire… de barrières, de défenses, pour éviter ce genre de… d'intrusions.

Nouvelle lampée d'alcool, puis il ajoute :

— Oui, je constate que de nombreuses personnes dans cette pièce possèdent de réels talents… Pour quelqu'un comme moi, c'est une agréable surprise… très agréable surprise.

Son regard dérive d'abord vers Domino, puis vient se fixer quelques instants sur Madeleine.

— Intéressant, commente-t-il, sans en dire davantage.

À la surprise générale, il s'attarde également sur Gaétan Musaraigne. Et pendant une poignée de secondes ses pupilles se dilatent.

— Im-pre-ssio-nnant, lâche-t-il dans un murmure.

Il tend légèrement la tête et les épaules en avant, scrute le vieux avec intensité, comme s'il le passait au scanner.

— Vous possédez un don tout à fait remarquable, lui confie-t-il. Oui, du jamais-vu… Je dirais même que c'est… renversant. Waouh…

Tiens, malgré les prétendues barrières de défense, cette fois, Mirabelle perçoit un vrai trouble chez leur invité.

Le voisin, abasourdi, s'est figé, s'accroche à sa canne comme un naufragé à une bouée.

— Sauf qu'il ne s'est pas encore révélé, complète Grégory Pingouin. Ce qui est plutôt inhabituel, au vu de votre grand âge… Mais les pouvoirs peuvent être capricieux : demeurer en sommeil toute une vie ou se manifester d'un coup d'un seul – il claque des doigts –, du jour au lendemain.

— Mais qu'est-ce que c'est que ce ramassis de conneries ? grogne dans son coin Aglaé Poulet. Un charlatan, le joli cœur, un bonimenteur. Sa place est dans une foire.

Personne ne relève, et l'homme se contente de décréter :

— La méchanceté reste un sentiment qui finit par vous bouffer le cœur et vous grignoter l'âme jusqu'au trognon.

La mamie peste en balançant un haussement d'épaules.

Grégory Pingouin conserve son éternel sourire chaleureux, ignore Aglaé Poulet, vient à présent se concentrer sur Victorin.

Le médium est saisi d'un petit rire en cascade qui vient faire tressauter le pendentif-coffre à la base de son cou.

Hé, hé, hé… Saviez-vous, mon cher, que ce que vous avez là – il désigne du doigt le versant droit de la tête du grand barbu –, on l'appelle dans notre jargon : « la Marque du Saumon… »

Victorin palpe sa non-oreille.

— … un don des plus singuliers, et des plus… cocasses. Mais pareil pour vous : il est encore endormi.

Mirabelle ne peut s'empêcher de penser en souriant : *la Marque du Saumon sur un individu Poulet. Du grand n'importe quoi.*

Puis Grégory se tourne enfin vers Paul.

Le garçon se raidit, saisit délicatement la main de Jeanne.

— Mouiiii, mouiii, mouiii… Dis-moi, jeune homme, mesures-tu la préciosité de ton pouvoir ? Voir les colonnes de lumière est extrêmement rare. Durant toute mon existence, j'ai croisé seulement deux personnes possédant cette capacité.

Il s'envoie d'un coup d'un seul le reste de sa boisson au fond du gosier, tel un cow-boy dans un saloon, pose le verre sur le petit guéridon à côté de lui, et tape le dessus de ses cuisses avec le plat de ses mains.

— Bien, je suis tout ouïe ! Sans vouloir faire de mauvais jeu de mots avec vous, Victorin… Quel est donc le problème ? Racontez-moi tout, et si possible avec le plus de détails… Et un second verre ne serait pas de refus.

Ainsi, au cours de la demi-heure suivante, la parole circule, ricochant de l'un à l'autre, construisant pas à pas la narration des histoires Pinson et Poulet.

Quand ils en ont terminé, Grégory Pingouin a dégommé son deuxième whisky, en a réclamé un troisième.

— Bon, c'est le dernier, précise-t-il une fois que Victorin l'a servi. Après je vacille, et je ne suis plus bon à rien…

Il retape une fois sur ses cuisses, s'exclamant, satisfait :

— Mouiiii, mouiii, mouiii… On va régler cette situation en deux coups de cuillère à pot ! Simple comme bonjour ! C'est même élémentaire, le *B.A.-BA* de l'exorciste !

Il s'adresse à Victorin :

— Mais avant tout, il faudrait me confirmer que vous êtes bien en mesure de me rémunérer.

Chapitre 29

— Pourriez-vous me redonner votre tarif ?

Grégory Pingouin annonce une somme pour le moins coquette.

Mais Victorin répond par l'affirmative, tandis qu'au fin fond du salon, Aglaé, outrée d'entendre un tel prix, a postillonné dans son masque :

— Un charlatan doublé d'un escroc.

Victorin se retourne sur-le-champ et riposte, incendiaire :

— Dis donc, maman, en matière d'escroquerie, l'expression « C'est l'hôpital qui se fout de la charité », ça t'évoque quelque chose ?

La mamie n'en rajoute pas, reste coite, se contente de ronchonner.

Grégory Pingouin se lève de son fauteuil et explique :

— Il suffit d'offrir à la famille Pinson la sépulture, l'enterrement, dont on les a privés après leur décès. Simple comme bonsoir.

Henri, perplexe, s'avance d'un pas.

— Mais qu'allons-nous mettre dans la tombe ?

— Simple comme bonjour. Un objet, à chacun, qui vous a appartenu. Une fois cela fait, il ne restera plus qu'à patienter qu'une colonne apparaisse.

Il désigne Paul.

— Avec le don que ce jeune homme possède, l'affaire sera rondement menée. Ce ne sera qu'une question de temps… Bien, quand et où souhaitez-vous mener cette cérémonie ?

Il s'adresse cette fois à Madeleine et à Henri :

— Il convient de choisir un endroit symbolique. Un endroit qui a compté pour vous deux, du temps de votre vivant. Peut-être l'endroit de votre première rencontre, de votre premier baiser… quelque chose de cet ordre-là.

Tandis que Jeanne et Léon échangent un regard amusé, Madeleine attrape Henri par le cou, embrasse tendrement les chairs de son visage sens dessus dessous.

— Sous le vieux chêne, à moins d'un kilomètre d'ici au nord, assure-t-elle convaincue. Le lieu de nos rendez-vous amoureux quand nous étions jeunes… Et évidemment, après plus d'un siècle à être restés coincés ici, le plus tôt sera le mieux !

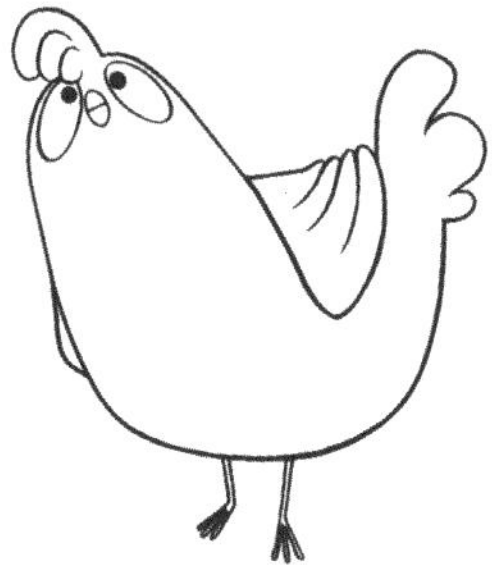

CHAPITRE 30

Pour notre père le Ciel, et notre mère la Terre

Étrange cortège ce soir-là qui, partant de la ferme, chemine tranquillement jusqu'à une vaste clairière au milieu de laquelle trône un chêne démesuré, majestueux, déployant ses centaines de branchages sous un ciel où lune et étoiles commencent doucement à s'installer.

Étrange cortège composé de vivants et de morts.

Grégory, Mirabelle et Henri ouvrent la marche. L'âne trottine comme d'habitude dans le sillage de la jeune fille. Monsieur Pinson transporte une pelle dans sa main droite, sous son bras gauche le berceau de la petite Marie.

En bout de file, Victorin, lui aussi armé d'une pelle, accompagne Gaétan Musaraigne en lui tenant le bras. Le vieil homme avance à petits pas, soutenu par son fils d'un côté, et par sa canne de l'autre. Léon, Paul et Jeanne leur font escorte.

Aglaé n'a pas estimé nécessaire de se joindre au groupe. Elle est allée s'enfermer dans sa chambre en maugréant :

— Ne comptez pas sur moi pour participer à votre messe noire. Je ne mange pas de ce pain-là, moi !

Styx a préféré lui aussi rester sur le domaine, car c'est toujours à la tombée de la nuit que ses parties de chasse sont les plus fructueuses, malgré sa sempiternelle malchance.

Madeleine et Domino avancent côte à côte. Madame Pinson porte sa fille dans ses bras. Le bébé babille à tout-va, ses grands yeux innocents contemplant le disque naissant de la lune. L'astre arbore une tenue orangée, se vautre sur la voûte céleste.

Rejetant la tête en arrière, Madeleine promène son regard sur les constellations commençant à bourgeonner de toutes parts.

— C'est une nuit splendide pour un enterrement, plaisante-t-elle, *mon* enterrement.

Domino a les bras chargés de fleurs. Des fleurs qu'elle a elle-même plantées aux abords de la maison et qu'elle a cueillies avant de partir. Un parfum suave embaume ses narines. Elle se sent bien, paisible.

— Quel est votre sentiment à propos de Grégory Pingouin ? demande-t-elle discrètement à Madeleine.

Madame Pinson réfléchit quelques instants avant de répondre :

— J'ai envie de lui faire confiance, même si j'ai beaucoup de mal à le cerner… Une chose est sûre : c'est un puissant sorcier. Je le sens. Vous avez forcément remarqué le drôle de pendentif qu'il porte…

Domino acquiesce.

— À quoi peut bien servir ce tout petit coffre ? glisse Madeleine. Je perçois seulement que c'est un artefact magique tel que je n'en ai jamais vu auparavant. Il est, au bas mot, mille fois plus puissant que notre pentacle.

Une fois sur les lieux, émerveillée, Mirabelle s'extasie :

— C'est un arbre totalement magnifique !

Elle s'approche du chêne, émue, ouvre les bras, vient se coller contre son tronc, donne un baiser à l'écorce rugueuse, tandis qu'Henri et Victorin commencent à creuser la terre meuble à quelques mètres du géant.

Le trou est maintenant suffisamment grand et profond. Grégory Pingouin invite chacun à glisser dans la cavité les objets attendus. Le couffin de la petite Marie, le plus volumineux, est le premier à rejoindre la tombe. Madeleine, dont le souhait était que Domino conserve le pendentif du pentacle, a déniché dans l'une des malles une paire de boucles d'oreilles lui ayant appartenu. Solennellement, Henri glisse à son tour son ancien uniforme de la Grande Guerre.

Quand arrive le tour de Jeanne – elle tient au creux de sa main la fameuse broche papillon –, ainsi que celui de Léon, muni de sa casquette gavroche, Grégory Pingouin lève une main en guise d'avertissement.

— Êtes-vous bien certains, tous les deux, de vouloir procéder au rituel ? Ajouter vos objets ?

Les enfants Pinson interrogent l'exorciste du regard.

— Car je sens chez l'un et chez l'autre de la réticence à le faire, explique-t-il.

Mirabelle approuve, car elle aussi a sniffé cette émotion.

Léon hésite, le visage parcouru de sentiments opposés. Son cœur est traversé de vents contraires. Mais il finit par jeter la casquette, sans le vouloir d'un geste un peu brusque, comme s'il voulait prestement s'en débarrasser.

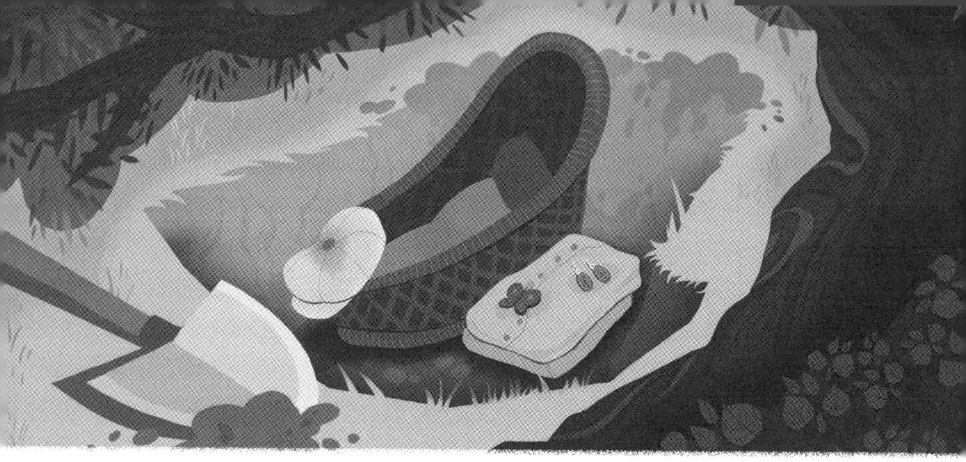

Jeanne et Paul se dévisagent avec intensité. Ils savent ce que signifie cette première étape. La jeune fille respire profondément, soupire. Un soupir de fin du monde. Mais elle aussi finit par s'exécuter, déposant avec application le papillon sur l'uniforme de son père.

Reprenant leurs pelles, Henri et Victorin ont tôt fait de reboucher l'excavation.

Domino vient ensuite y déposer sa composition florale.

— Voilà : comme je le disais, simple comme bonjour, décrète Grégory en guise de conclusion. Il faudrait à présent que quelqu'un dise un mot, une prière…

Mirabelle se propose aussitôt.

Elle se positionne face à la sépulture, met les genoux à terre, lève les mains, paumes offertes à la luminescence lunaire.

— Pour notre père le Ciel, déclare-t-elle, les yeux clos.

Les paumes de ses mains pivotent vers le sol.

— Pour notre mère la Terre… Nous bénissons les cinq membres de la famille Pinson. Madeleine, Henri, Jeanne, Léon et Marie. Qu'ils puissent enfin trouver le repos et la sérénité éternels. Ce sont tous de bons bipèdes…

Elle se relève et, fredonnant presque, lance, bras toujours écartés, une homélie inattendue :

Chapitre 30

— Par tout ce qui vit et par tout ce qui meurt. Par tout ce qui pousse et par tout ce qui respire. Par tout ce qui marche, rampe et vole. Par le vent, le feu, la glace et la neige. Par le soleil dans le ciel du jour, et par la lune dans le ciel de la nuit. Par les fourmilières grouillantes de fourmis. Et par la courbe parfaite des sauterelles quand elles bondissent. Par les racines profondes et sacrées de ce superbe chêne…

Et l'instant suivant, vivant ou fantôme, une vibration traverse chaque être présent.

Victorin vient poser une main sur l'épaule de Mirabelle, la tirant de sa transe.

— C'était parfait, ma fille. Très inspiré. Je suis vraiment fier de toi.

La petite communauté est revenue à la ferme. On a dressé des tables dans la cour, préparé un repas pour les non-morts.

L'ambiance est joyeuse. Domino a sorti sa contrebasse, accompagne le violon de Mirabelle. Henri et Madeleine dansent. Victorin, Gaétan et Grégory, sirotant, finissent par terminer la bouteille de whisky.

Le bébé dort paisiblement à l'étage.

Mamie Aglaé, incommodée par le vacarme, a pris la poudre d'escampette dès le début des festivités.

— Je m'en vais manger un bout à l'EHPAD, a-t-elle dit, ulcérée. Je reviendrai demain. Vous cuverez certainement. Ce sera donc plus calme.

Jeanne et Paul sont allés un peu plus loin chercher un moment d'intimité. Assis dans la prairie de l'autre côté de la grange, ils discutent à voix basse.

Et, tout en parlant, le garçon n'a de cesse de scruter la nuit, dans l'attente d'une colonne de lumière.

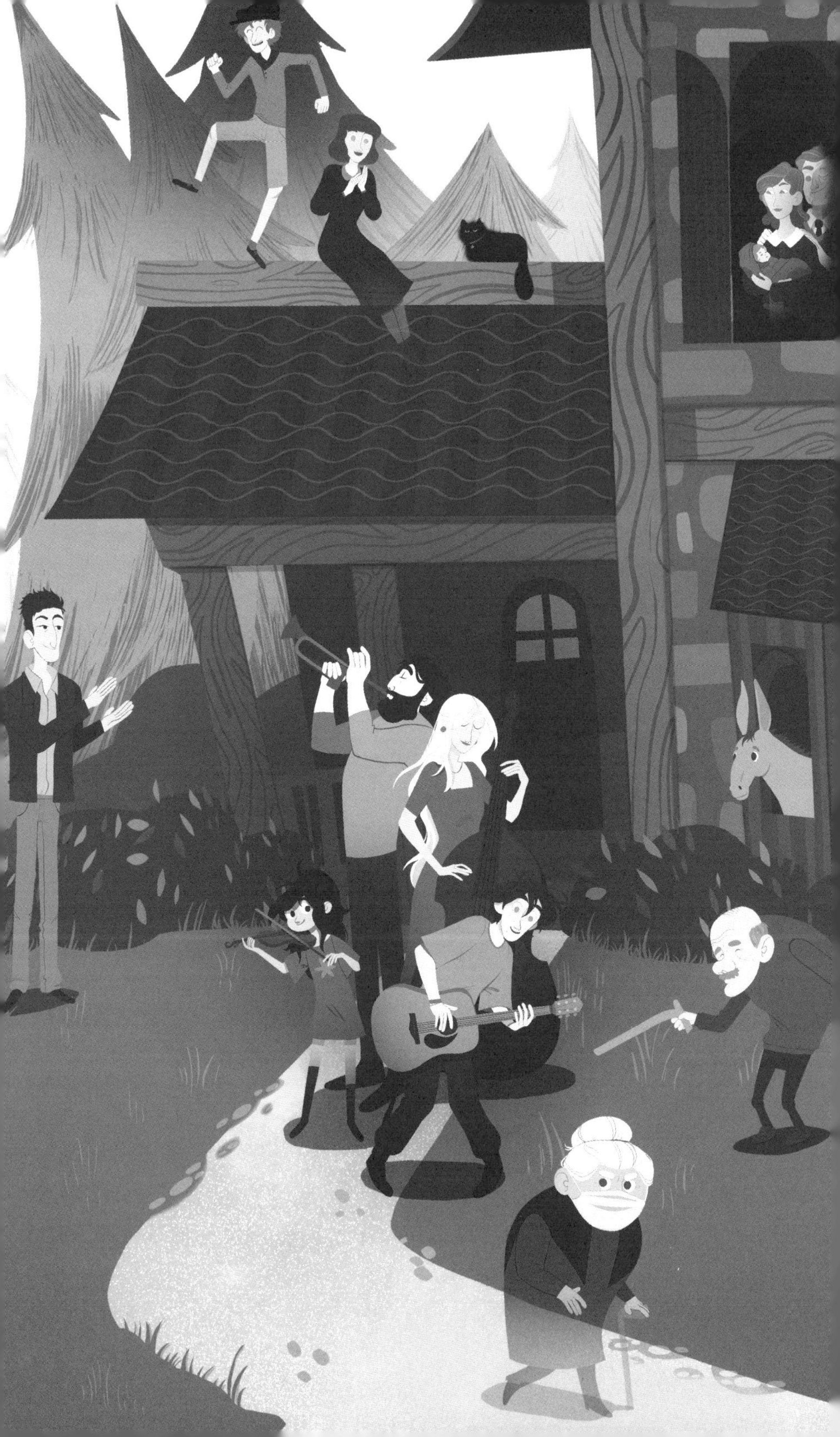

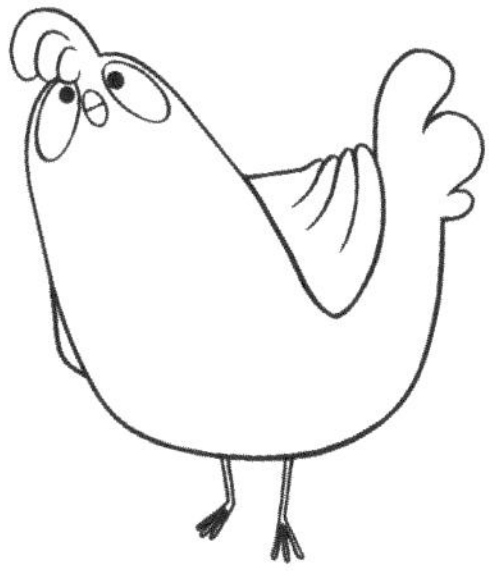

CHAPITRE 31

Une myriade d'émotions contraires

— J'EN VOIS UNE ! J'EN VOIS UNE !

Ce n'est pas seulement un cri, mais bien un hurlement.

Au lendemain de l'arrivée de monsieur Pingouin. À l'heure où la nuit commence à s'appesantir sur le monde.

En déboulant dans la cour et en sonnant l'alarme, Paul est écartelé entre excitation et appréhension. Car ça y est, le moment à la fois tant attendu et tant redouté est arrivé.

Branle-bas de combat dans la ferme Poulet. Très vite, tout le monde est regroupé autour du garçon.

— Elle est magnifique, dit-il, fasciné.

La colonne perce l'atmosphère quelque part vers le sud. Dans la lumière du crépuscule, ses flancs sont nets, son ventre parcouru de fines particules violettes. C'est difficile d'évaluer sa largeur à une telle distance, mais il semble à Paul qu'elle est plus épaisse que celles qu'il a déjà vues.

— Elle est loin ? demande Grégory Pingouin.

— Oui, plutôt.

Henri Pinson vient se poster à côté de Paul.

— Loin comment ?

— Je dirais trois, quatre kilomètres à vol d'oiseau.

— Pointe-moi la direction.

Le garçon tend un doigt.

— Je connais les environs comme ma poche, assure Henri. À vue de nez, je dirais qu'elle se situe non loin de la rivière Tranchant. Peut-être même à hauteur du pont de pierre qui l'enjambe.

— Alors nous n'avons pas de temps à perdre, déclare l'exorciste. Les colonnes ne restent pas très longtemps. Nous devons prendre les véhicules.

La petite Marie logée dans ses bras, Madeleine a un sourire en biais.

— En tant que fantômes, explique-t-elle, nous lévitons et avons ainsi la faculté de nous déplacer beaucoup plus rapidement. Et en ligne droite, qui plus est, car nous n'avons que faire des chemins et des routes.

Grégory Pingouin se gratte le menton, a l'air de réfléchir intensément. Il a troqué ses bottes, sa tenue de cuir et sa chemise vert pomme contre un survêtement décontracté et des baskets. Paul remarque aussi qu'il a retiré de son cou le pendentif-coffre.

— Je sais, je sais… Les non-vivants vont donc s'y rendre directement et nous attendre là-bas…

Il pose une main amicale sur l'épaule de Paul.

— Accompagne-moi sur la moto, comme ça tu me guideras, et nous tâcherons de prendre l'itinéraire le plus rapide. Tu m'indiqueras où se situe la colonne à mesure que nous avancerons.

Tout le monde souhaite assister au départ des Pinson, y compris Gaétan Musaraigne et Aglaé.

Le moteur pétaradant de la moto résonne dans la nuit naissante. L'habitacle restreint de la petite voiture rouge contient la majeure partie du clan Poulet. Domino derrière le volant, le vieux Gaétan côté passager. À l'arrière, Victorin et Mirabelle. Chose surprenante, le chat et l'âne ont fait des griffes et des sabots pour venir aussi. Styx est allongé sur les cuisses du barbu, Salvatore plié en huit dans l'étroit coffre que l'on n'a bien évidemment pas pu refermer. Sa tête à grandes oreilles dépasse ainsi cocassement de l'ouverture.

Henri ne s'est pas trompé, car cinq lignes droites, trois carrefours et une tripotée de virages plus tard, quittant la départementale, voiture et moto s'engagent sur une artère caillouteuse parsemée de nids-de-poule, les menant à un pont de pierre qu'ils franchissent au pas.

Dessous, une rivière aux eaux agitées, aux courants capricieux. La colonne siège sur la rive opposée, à peine deux cents mètres plus loin. Les fantômes les y attendent à proximité.

Les véhicules sont mis à l'arrêt, et tout le monde en descend, animaux comme bipèdes.

Une obscurité déjà plus épaisse s'est immiscée, mais la manifestation surnaturelle éclaire de sa lumière phosphorescente un large périmètre.

Vivants et non-vivants se font maintenant face, en deux groupes distincts. À part mamie Aglaé qui a décidé de se tenir un peu en retrait.

Un long silence s'ensuit. Mirabelle peut humer

une myriade d'émotions contraires. Paul et Jeanne se dévisagent, le cœur plus encore ballotté que la surface du cours d'eau dévalant à quelques mètres de là.

— Voilà, parvient enfin à articuler le garçon, la gorge nouée, les yeux embués de larmes. Elle est juste derrière vous, à quelques pas seulement.

— Merci pour tout, formule simplement Madeleine Pinson. Vous nous avez sauvés.

Le bébé lance une série de babillements.

Mirabelle observe Léon, renifle dans sa direction, perçoit sans mal de grandes vagues d'amertume.

Leurs regards finissent par se croiser. Le fils Pinson offre à Mirabelle un sourire contrit.

— C'est ton ami Caius, c'est ça ? demande-t-elle. Tu es triste de devoir le quitter ?

Léon a un bref hochement de tête, suivi d'un soupir qui en dit long.

— D'autant que notre dernière rencontre s'est terminée sur une dispute, confie-t-il. C'est terrible de devoir se séparer ainsi… S'il n'avait pas un aussi fichu caractère… Il m'en veut que je parte, il prend ça comme un abandon. Voire une trahison. Mais c'est complètement idiot !

Mirabelle renifle aisément le désespoir du garçon. Elle en est décontenancée, touchée au plus profond et, en guise de réconfort, vient presser sa main dans la sienne.

Victorin est pris d'une soudaine agitation, semble hésiter, puis finit par s'adresser à sa mère :

— Maman, tant qu'on y est, c'est une sacrée occasion pour ne pas en profiter, non ?

— Profiter de quoi, mon fils chéri ?

— Ben d'entrer toi aussi dans la colonne.

Chapitre 31

Aglaé secoue sa carcasse étique, rajuste son masque, comme si un virus particulièrement virulent venait subitement d'apparaître dans le coin.

— Qu'est-ce que tu me chantes là ? s'offusque-t-elle. Tu veux te débarrasser une nouvelle fois de la plus belle et la plus adorable des mamans ?

Son ton est cassant, ironique.

— Je te l'ai déjà dit, hors de question que je mette ne serait-ce qu'un orteil dans cette… dans cette chose.

— Min… mince alors… bredouille soudain Paul. Grégory, une… une autre colonne vient d'apparaître…

Sur la même rive, le fils Poulet fixe une seconde manifestation qui vient de sortir de terre à un jet de pierre seulement, projetant vers le ciel maintenant chargé d'étoiles son énorme tube de lumière.

L'exorciste s'esclaffe :

— Diantre, nous voilà vernis ! Deux pour le prix d'une ! Ça, je peux te l'affirmer, mon garçon, c'est bien la première fois que j'assiste à un tel doublé. Il doit y avoir un sacré nombre de décès dans les environs ce soir !

Il ouvre les bras à la famille Pinson.

— Allez, mcs amis, ça ne change rien à la donne… Vous n'avez que deux petits pas à faire pour être emportés vers d'autres cieux. Simple comme bonjour, simple comme bonsoir. Bon voyage à vous tous, vous l'avez bien mérité !

Les membres de la tribu Pinson lèvent tous une main en signe d'adieu et, enfin, pénètrent dans la colonne.

C'était moins une, car celle-ci commence à se dilater. Sa lumière clignote, de plus en plus lentement, ses flancs se tordent, se ramassent sur eux-mêmes.

Elle finit par complètement disparaître.

Les vivants poussent un hourra !

Sauf Paul. Il demeure paralysé, l'esprit gourd. D'inattendues connexions viennent de se faire dans son cerveau.

La première colonne que j'ai vue avant contenait des particules argentées.

Il regarde la nouvelle colonne qui vient d'apparaître un peu plus loin.

Celle-là aussi est traversée de particules argentées, constate-t-il de plus en plus mal à l'aise. *Tandis que celle dans laquelle les Pinson viennent d'entrer… était traversée de particules violettes…*

Le garçon sent une onde glaciale le recouvrir de la tête aux pieds.

Grégory Pingouin vient de s'avancer et, à l'endroit où émergeait la colonne à peine une minute auparavant, il s'accroupit, visiblement pour renouer l'un de ses lacets défaits.

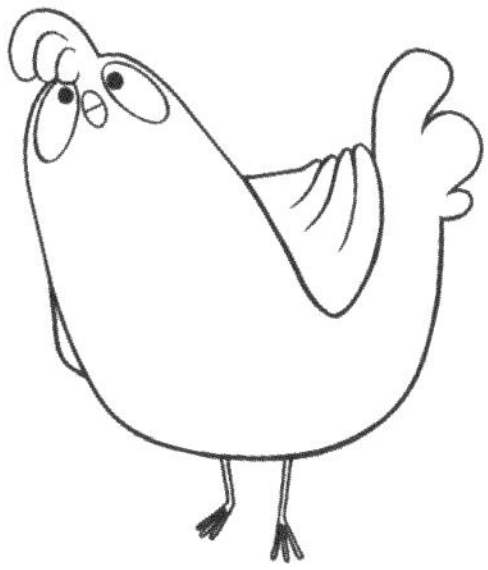

CHAPITRE 32

Simple comme bonjour, simple comme bonsoir

Paul surprend un mouvement furtif. Un mouvement de doigts discret orchestré par l'exorciste.

— Qu'est-ce que vous venez de ramasser au sol ? Que se passe-t-il ? demande-t-il, péremptoire. Qu'est-ce que vous cachez dans votre poing ?

Grégory Pingouin, volontairement positionné de trois quarts, se relève lentement. Très lentement.

— De quoi parles-tu, mon garçon ? Je ne cache rien.

Mais le ton de sa voix révèle une légère craquelure. Comme une minuscule encoche qui vient se graver sur une surface en verre.

Paul se rend compte qu'il a soudainement peur de cet individu. Qu'il en a même très peur. Et simultanément, une autre sensation grossit dans son ventre.

Les vers de la chanson entonnée avec Jeanne dans la cave viennent flotter à ses oreilles :

Chaque jour depuis des millénaires
Elle revient toujours, la colère

Oui, c'est ça, une vague de colère lui grimpe maintenant jusque dans la gorge. Et puis un nouveau *tilt* dans la toile de ses neurones surchauffés. Il vient de deviner ce que dissimule l'exorciste.

Ce dernier lui tourne toujours le dos, demeurant silencieux et parfaitement immobile.

— Que se passe-t-il, Paul ? s'inquiète Victorin.

Son fils a les mâchoires verrouillées, fixe les omoplates du gentil et bienveillant Grégory Pingouin.

— Son coffre en pendentif. Il vient de le ramasser. Le bijou se trouvait par terre, placé pile au centre de la prétendue « colonne ». Je crois que…

L'exorciste fait volte-face. Son poing gauche est serré, cadenassé et d'entre le majeur et l'annulaire s'échappe un bout de chaîne en or.

— Petit malin, grogne-t-il à l'encontre de Paul.

Les yeux de Grégory Pingouin ont basculé dans d'inquiétantes ténèbres.

Il bondit en avant et, avec la rapidité d'un cobra, assène au garçon un revers de la main droite : une gifle magistrale qui impose à Paul une reculée d'au moins deux mètres. De toute sa vie, jamais il n'a eu à essuyer un tel coup. Il tangue et finit par s'étaler en arrière de tout son long.

Stupéfait, Victorin crache entre ses dents :

— Alors ça, par mon cul de Poulet, vous allez le…

Mais avant qu'il ait pu entamer le moindre geste, le cobra s'est de nouveau projeté en avant, le mettant lui aussi hors d'état de nuire, mais cette fois d'un violent coup de boule.

Un craquement sinistre provient du nez de Victorin, accompagné d'une pluie de sang vermeil. Le barbu pousse un gémissement de douleur et tombe à genoux.

Grégory Pingouin, en grandes enjambées, fonce en direction de sa moto garée plus loin.

Paul se redresse. L'une de ses joues est écarlate. Il papillonne des yeux, étourdi, mais parvient à crier :

— Il faut absolument l'empêcher de s'échapper ! Récupérez le coffre ! Sinon ce sera une catastrophe !

L'exorciste passe à portée de Mirabelle. Dans un téméraire élan de courage, elle se jette sur lui.

Domino, encore sidérée par ce soudain revirement de situation, songe en assistant à l'attaque désespérée de sa fille : *Merde, crotte, flûte, fait suer… on dirait un singe capucin qui prendrait un lion d'assaut.*

Et en effet, rapide tel l'éclair, Grégory Pingouin a largement anticipé la frêle attaque.

Sans s'arrêter de courir, il se met légèrement de côté, en mode footballeur américain, percute de son épaule robuste la légère Mirabelle, qui va voler trois mètres plus loin.

L'homme ne peut pas avoir les yeux partout, si bien qu'il n'a pas remarqué que Gaétan Musaraigne participe lui aussi à la bataille. Claudiquant, le vieil homme déboule sur son flanc gauche et, pliant ses genoux rouillés, tend sa canne au ras du sol.

Grégory Pingouin se la prend dans les chevilles et va valdinguer à son tour.

Mais il en faut davantage pour stopper la course

endiablée d'un gros serpent venimeux tel que lui.

En un instant, il est de nouveau sur ses jambes, repart en ligne droite, le bijou inaccessible dans le creux de son poing.

Paul est enfin arrivé à se mettre debout, alors que Victorin demeure le regard ahuri, les mains posées comme un masque sur son visage ensanglanté.

Le garçon se remet à courir, le pas titubant, reprenant sa harangue :

— Il a créé une fausse colonne avec son coffre magique ! Une fausse colonne pour aspirer les Pinson ! Je suis sûr que leurs âmes sont retenues prisonnières dans cette saleté de bijou !

Aglaé Poulet, restée à la périphérie de l'action, ricane de contentement.

— C'est merveilleux, glousse-t-elle de plaisir, j'ai l'impression d'être au cinéma… de l'action, du suspens…

Domino sort enfin de sa torpeur et, mue par une inspiration instinctive, palpe entre ses doigts le pentacle autour de son cou et tonne dans son esprit :

STYX ! SALVATORE ! AIDEZ-NOUS À ARRÊTER CET HUMAIN !

Ce simple ordre télépathique lui nécessite une telle énergie, qu'à peine vient-elle de le formuler qu'elle s'écroule, inconsciente.

L'âne et le chat se mettent aussitôt en branle.

Grégory Pingouin vient de chevaucher sa moto, appuie avec force sur pédale et accélérateur pour faire démarrer l'engin. Le moteur pousse un rugissement mécanique.

Mais dans le tapis d'herbe spongieux, tout près des eaux tumultueuses de la rivière, les roues patinent, le véhicule tournant sur lui-même. L'exorciste doit s'exercer à un savant numéro de rodéo pour parvenir à se sortir de ce bourbier.

Juste le temps nécessaire pour Mirabelle d'être de nouveau sur pied. Elle est groggy par le plaquage, mais baigne dans une rage folle et se rue dans la cavalcade.

Sa trajectoire croise celles de l'âne et du chat. Au point de rencontre, à l'instar de sa mère, elle est saisie d'une improbable inspiration.

En tout premier lieu, elle attrape Styx à bras-le-corps, le cale de son bras gauche contre sa poitrine, et empoigne du droit la crinière de Salvatore. D'un balancement de hanches digne d'une grande gymnaste, elle saute sur le dos de l'animal.

— Allez, YA ! l'encourage-t-elle.

Martèlement de sabots, museau pointé en avant, Salvatore, devenu mustang, part comme une fusée.

Tirant sur l'accélérateur, faisant gémir sa machine, Grégory Pingouin arrive enfin à faire sortir les roues des ornières.

La moto attaque le sol glissant, progresse par zigzags jusqu'à la bordure du pont, s'engage sur l'arche en pierre.

Mirabelle parvient à portée de la roue arrière. S'accrochant fermement à l'encolure de sa monture, elle tente une action qui, de mémoire, demeurera longtemps dans les annales de la famille Poulet.

Elle jette le chat.

Styx dessine ainsi une courbe majestueuse, atterrit, toutes griffes dehors, dans le dos de l'exorciste. Deux pattes pour chacune de ses omoplates, une troisième patte épinglant sa nuque nue, la quatrième lui labourant le cuir chevelu.

Foudroyé par plusieurs éclairs de douleur, Grégory Pingouin perd le contrôle de son véhicule.

La moto se cabre, puis dérape sur la droite, la roue avant va lourdement retomber au sol, avant de venir se ficher dans le parapet du pont, culbutant sur elle-même.

Styx, dont les réflexes de félin sont fulgurants, s'est détaché de sa proie au dernier moment et, sans mal, se réceptionne au sol. Pour une fois, il est en veine.

C'est à présent au tour de monsieur Pingouin de déployer une superbe courbe : un salto avant par-dessus son infernale machine. En endurant le choc, il a lâché le guidon, ouvert le poing gauche.

Le coffre minuscule, au bout de sa chaîne en or, va rouler, cliquetant, sur le tablier du pont.

Le motard se retrouve suspendu, seulement par le bout des doigts, collé sur le côté extérieur de l'édifice, oscillant dans le vide. Sous ses pieds, les eaux bouillonnantes rugissent, affamées, lui enjoignant de lâcher prise, dans l'espoir de l'avaler tout rond.

Mirabelle a sauté au bas de Salvatore, ramasse le bijou. Paul et Victorin accourent pour la rejoindre, suivis d'un Gaétan trottinant, tandis que Domino vient à l'instant de revenir à elle.

— Ai… aidez-moi, gémit Grégory Pingouin. Je… je ne vais pas pouvoir tenir longtemps.

Victorin Poulet s'avance, se penche par-dessus le parapet. Il a retiré les mains de son visage. Son nez, tordu à souhait, n'arbore plus du tout la même forme qu'avant. Ses traits tapissés de sang font penser à des peintures de guerre cheyennes. Son regard est dur, implacable.

Chapitre 32

L'exorciste tord la tête dans tous les sens, contemple les flots en dessous, paniqué.

— Je ne sais pas nager ! s'apitoie-t-il. Je ne sais pas nager !

— Alors, préconise Victorin, il faut faire des mouvements amples, comme ceci…

Il s'applique à mimer en même temps.

— Avec les bras… ensuite, on bat des pieds, comme cela, et toujours en cadence, hein… Et puis surtout, on respire tranquillement, posément… on reste calme… même quand on commence à boire la tasse…

Avant d'ajouter, presque dans un sifflement :

— Vous voyez, très cher monsieur Pingouin, c'est simple comme bonjour, simple comme bonsoir.

Il détache, un à un, les doigts accrochés à l'arête en pierre.

— Et le pire dans tout ça, ajoute-t-il froidement, c'est que vous avez osé lever la main sur mes enfants.

Après une chute des plus brèves, Grégory Pingouin percute l'onde, s'y enfonce, s'y débat, file sous le pont, coule, ressort la tête, coule encore, agite les bras et, emporté par le courant, va disparaître dans les ténèbres.

— Vite ! les exhorte Paul, la vraie colonne de lumière ne va pas rester là éternellement ! Mira, donne-moi le bijou !

Ils se précipitent jusqu'à la manifestation surnaturelle. Le tube luminescent est sans cesse traversé par des milliers d'éclats d'argent.

Le clan des vivants s'est de nouveau regroupé. Derrière Victorin, Aglaé n'en rate pas une miette. Elle veut absolument savoir comment ce super film va se terminer.

Paul s'est agenouillé, le bijou posé devant lui. Du bout des ongles, avec minutie, il décoche le minuscule fermoir, avant de soulever le couvercle du coffre.

Une lumière éblouissante s'en échappe. C'est d'abord un simple filet étroit, un tout petit serpentin brillant qui s'élève.

Avant d'aller grossissant, s'évasant, se déployant dans l'espace. Cinq silhouettes reconnaissables finissent par s'y découper, lévitent un moment. On devine chaque visage des membres du clan Pinson, des visages souriants, et une fois de plus reconnaissants.

Puis les cinq entités pénètrent dans la colonne, se noient dans la lumière, sont emportées le long du cône, allant se dissoudre dans les hauteurs, là où les étoiles font des trous d'épingle dans le drap de la nuit.

La colonne vibre légèrement.

— Elle ne va pas tarder à disparaître, assure Paul.

Alors, sursautant comme s'il venait à l'instant de se rappeler quelque chose qu'il devait faire, Victorin se retourne, saisit Aglaé Poulet par les hanches, la soulève et la fait elle aussi glisser à l'endroit où ont disparu les Pinson, lui confiant avec gentillesse, mais fermement :

— Allez, la plus belle et la plus adorable des mamans… Il est temps que tu ailles voir ailleurs si l'herbe est plus verte.

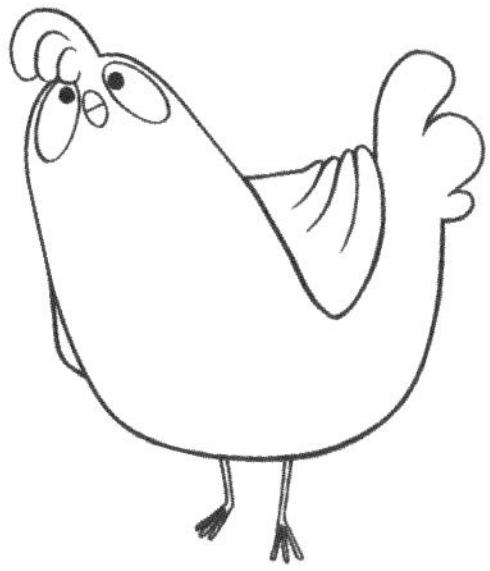

CHAPITRE 33

Absolument merveilleux

Domino est assise sur le bord de son lit. Pensive, elle passe ses doigts dans sa chevelure neige.

Son index et son pouce dérivent ensuite jusqu'à son pendentif. Elle aime le savoir autour de son cou, palpe la surface plane du bijou. Cela la rassure.

Quatre jours se sont écoulés depuis le départ de la famille Pinson, et elle prend conscience seulement maintenant que Madeleine lui manque énormément. Elle ne s'y attendait pas.

Elle est pieds nus. Sous son talon gauche, la latte de bois camouflant la petite cachette. Elle se penche en avant, dégage le réduit, attrape la chaînette en or à l'intérieur, et vient faire osciller devant ses yeux, comme si c'était un pendule, le minuscule coffre à fermoir.

Elle a jugé bon de le dissimuler à l'endroit même où elle a découvert le pentacle.

Cet objet l'effraie. Et l'attire. D'une façon terrible.

Jour après jour, elle sent grossir en elle son instinct de sorcière. Et Dominique « Domino » Poulet est bien décidée à le laisser enfler en elle, se propager, se répandre à sa guise.

Dès à présent, elle va travailler, œuvrer avec discipline pour développer son pouvoir télépathique avec les animaux.

Sous son regard gris d'une étonnante fixité, le coffre continue de se balancer, avec la régularité d'un métronome.

Le « piège à fantômes ». C'est ainsi qu'elle le nomme.

Grégory Pingouin avait-il déjà emprisonné d'autres âmes à l'aide de cet artefact magique ? Sûrement que oui. Il n'en était pas à son coup d'essai avec la tribu Pinson… Domino en est convaincue. Et quel sort réservait-il ensuite aux entités qu'il avait piégées ?

Elle l'ignore. Mais sans doute quelque chose de funeste.

À cette pensée, un frisson désagréable lui parcourt l'échine.

Elle se hâte de glisser le coffre dans son trou, rebouche l'ouverture avec la latte.

Gaétan et Victorin sont avachis dans des transats, en plein milieu de la cour, chacun sirotant une bière fraîche.

Le ciel au-dessus est un tapis de bleu sans l'ombre d'un nuage. Un soleil annonciateur de l'été leur chauffe délicieusement la couenne.

Chapitre 33

Le père et le fils avaient peu de ressemblances physiques mais, à présent, ils ont en commun un nez légèrement écarlate, et surtout en patate. Malgré les soins prodigués lors d'un passage à l'hôpital de Claire-la-Jolie au lendemain des événements près de la rivière, le coup de boule de Grégory Pingouin aura laissé une trace indélébile sur le visage poupin et barbu de Victorin Poulet.

Gaétan vient tapoter le dessus de la main de son fils en signe de réconfort. Victorin ne se lasse pas de ces nouveaux petits gestes affectueux. Et dire qu'il y a moins d'un mois, il pensait encore que son père était mort depuis des décennies. C'était troublant.

— Je t'assure, mon garçon, il n'y a aucune raison de te faire de la bile comme ça. Vraiment.

« Mon garçon. » Ces deux simples mots prononcés font fondre le cœur chahuté de Victorin. Il est à fleur de peau depuis le départ des Pinson.

— J'en ai perdu le sommeil, se lamente-t-il. Ma conscience vient me titiller dès que j'essaie de fermer les yeux… Car quand même, je sais que c'était une ordure de toute première catégorie, mais j'ai malgré tout tué un homme de sang-froid. Je suis un assassin.

— Écoute, depuis quatre jours, j'ai les yeux et les oreilles collés à ma télévision et au poste de radio à chaque bulletin d'informations… et crois-moi, ils en auraient parlé, si le corps d'un noyé avait été retrouvé. Non, je suis convaincu que cette saleté d'exorciste s'en est tirée, qu'il est vivant.

Victorin a un sourire mitigé, avale une gorgée de bière.

— Tu as sans doute raison. Bon, en même temps, s'il est encore vivant, ce n'est pas très rassurant non plus !

— À chaque jour suffit sa peine, énonce doctement le vieux Musaraigne. Et qui vivra verra… Pour ma part, je dois reconnaître qu'une autre chose me tourmente depuis notre rencontre avec Grégory Pingouin.

— Quoi donc ?

Gaétan se redresse dans sa chaise longue, finit sa bière d'un trait.

— Ben mon pouvoir, pardi ! J'aimerais bien le découvrir avant qu'une de ces colonnes de lumière ne m'aspire à mon tour !

Il rit de bon cœur.

— Faudrait peut-être que je fasse des tests.

— Des tests comme quoi ?

— Eh bien, si mon don, par exemple, c'est d'avoir la faculté de voler. Ni une ni deux, je grimpe sur le toit de ma maison et je me balance dans le vide en battant des bras.

Victorin sent un début de fou rire secouer sa grande carcasse.

— Ou alors si je suis parfaitement insensible aux brûlures, je plonge ma tête dans la cheminée quand un bon feu y crépite… qu'est-ce que t'en dis ?!

Gaétan poursuit ainsi la liste de tests à mener et, bientôt, leurs éclats de rire résonnent dans la cour.

Victorin ne peut s'empêcher de venir promener ses doigts autour de ses « branchies ».

— Foi de Poulet ou foi de Saumon, figure-toi que moi aussi je suis turlupiné par cette histoire de don endormi qui peut se réveiller à n'importe quel moment. Et je n'ai pas trop aimé le terme employé par Pingouin pour le qualifier : « cocasse. »

Chapitre 33

Le soir venu, dans la chambre des enfants Poulet, Styx dort roulé en boule sur le lit, tandis que Mirabelle, à même le sol, s'est mise en position du lotus. Jambes en tailleur, dos bien droit, yeux clos, elle inspire lentement par le nez, expire par la bouche. Les va-et-vient de son souffle ressemblent au ronronnement d'une chaudière.

Également assis par terre, Paul l'observe du coin de l'œil en grattant le cou et l'encolure de Salvatore, vautré tout contre lui.

Mirabelle renifle bruyamment.

— Tu pues le chagrin à plein nez, frangin. Ça embaume toute la pièce…

Elle se racle la gorge, avant d'ajouter, sincère :

— … et j'en suis vraiment désolée. Je compatis. Moi aussi, les Pinson me manquent. Je crois qu'avec Léon, on serait vite devenus de super copains.

Depuis quatre jours, Paul a les viscères en vrac, un nœud dans la gorge, et le cœur si rétracté, si rabougri, qu'il a l'impression que le volume de l'organe a diminué de moitié. Et puis une chape de plomb qui pèse sur ses épaules tout au long de la journée le fait ressembler à un scaphandrier peinant à marcher dans les abysses d'un immense océan.

Mirabelle s'étire, déploie ses quatre membres, telle une étoile de mer, et se remet debout. Elle vient gratter énergiquement le crâne de l'âne, entre les oreilles, avant d'aller poser une bise sonore sur le front de son frère.

Et c'est pile à ce moment-là qu'une lumière diaphane emplit l'un des angles de la chambre.

Tous les deux se retournent vers la manifestation, stupéfaits.

Car Léon et Jeanne viennent d'apparaître, sourire aux lèvres.

Quasi défantômatisés, seul le liseré bleu contournant leurs silhouettes trahit leur nature réelle.

Mirabelle pousse un cri de surprise. Paul manque défaillir et peine à se mettre debout.

— Mais qu'est-ce que vous faites ici ?

Il chevrote plus qu'il ne parle.

Jeanne s'avance. Son épaisse chevelure rousse danse sur ses épaules, flotte dans son dos. Elle lui prend les mains. Le garçon pense qu'il va finir par s'évanouir, tant il déborde d'émotions.

— Oh, Paul, déclare la jeune fille, si tu savais comme je suis heureuse… Quand nous sommes entrés dans la colonne, c'était fantastique…

— Plus que fantastique, commente Léon, c'était absolument merveilleux…

— Un appel irrésistible. On était traversés par des tonnes et des tonnes d'amour.

Son petit frère se met à rire en se tapant sur les cuisses.

— Sauf que quelqu'un, explique-t-il, un être de lumière, nous a stoppés en chemin.

— Alors que maman, papa et Marie ont été aspirés et sont allés se diluer dans les cieux.

— Comment ça, stoppés en chemin ? s'étonne Mirabelle.

— Cet être de lumière – et l'on sent chez Jeanne une grande chaleur mêlée à une grande déférence quand elle évoque cette créature – nous a seulement dit que, pour nous, ce n'était pas encore le moment de partir. Que nous avions une dernière mission à accomplir ici-bas.

Paul reste encore à moitié tétanisé. Il parvient néanmoins à formuler :

— Une mission ? Mais quelle mission ?

Léon s'esclaffe de plus belle.

— Nous n'en avons pas la moindre idée !

Jeanne tend son visage, vient chercher les lèvres de Paul.

Une fois un tendre baiser échangé, elle conclut :

— Ainsi, on nous a fait redescendre sur Terre. Nous étions si transparents qu'il nous a bien fallu ces quatre derniers jours pour aller nous nourrir… et… et nous voilà !

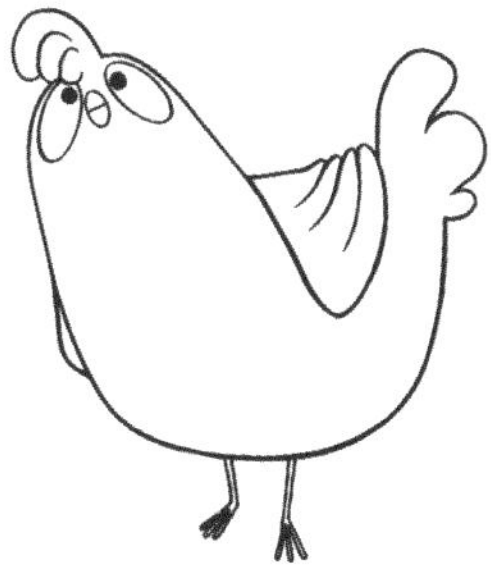

ÉPILOGUE

Depuis que Domino a fait entrer toute sa ménagerie sur le site, Jeanne et Paul ont pris l'habitude de venir se poster là. Ils adorent ça.

Ils grimpent le long de la grande échelle en bois posée contre le flanc du bâtiment, et restent côte à côte, blottis sur le faîte du toit. Ainsi perchés au sommet de la grange, ils ont une vue imprenable sur l'ensemble de la ferme Poulet.

Les deux adolescents se perdent en commentaires, rigolos la plupart du temps, à propos de l'incroyable tohu-bohu qui règne en contrebas.

Ils commencent toujours la séance par un listing détaillé du singulier cheptel :

— Alors, on a vingt-quatre poules, trois coqs, neuf canards et sept oies, énumère Jeanne. Quatre cygnes, un bouc et cinq chèvres…

— Neuf vaches et trois veaux, un étalon et trois juments, complète Paul. Six cochons et deux portées de porcelets, huit lapins, une dizaine de cochons d'Inde, cinq moutons, un bélier…

À la demande de Domino, les animaux se déplacent en totale liberté, mélangés les uns aux autres. Victorin a bien suggéré de dresser des lignes d'enclos et quelques palissades, mais « sa reine » a catégoriquement refusé.

Elle voulait même que le rez-de-chaussée de la maison soit accessible, mais là, le barbu Poulet a tenu bon.

— Allons, allons, il ne faut tout de même pas exagérer, ma déesse, nous avons déjà un âne et un chat à demeure ! C'est amplement suffisant !

Domino passe ainsi une bonne partie de ses journées au milieu de ce joyeux remue-ménage. Assise sur un tabouret, elle observe et remplit des blocs-notes entiers. De temps en temps, on la voit tourner la tête dans un sens, et puis dans l'autre, en caressant machinalement son pentacle. Des échanges silencieux, seulement en bordure de son esprit, ont ainsi lieu avec tous les animaux de la ferme.

— Trois juments ? s'interroge Jeanne. Il en manque donc une.

— Tu ne devines pas où elle se trouve ? demande Paul avec amusement. Dans le pré carré, derrière la maison, avec mon père.

La nouvelle lubie de Victorin : l'équitation. Et pour corser la chose, il s'est entêté à vouloir apprendre à monter à cru.

— À la façon des guerriers sioux et comanches ! ne cesse-t-il de répéter à qui veut l'entendre. Ça, ça a d'la gueule !

Épilogue

Et depuis, malgré un nombre incalculable de chutes, il n'en démord pas. Même si une fois ses séances terminées, on l'entend grogner :

— Aïe, aïe, aïe, j'ai mon cul de Poulet en marmelade…

Jeanne rajuste la casquette couleur bleu nuit, avec un grand « P » fluo, qui dissimule une partie de sa chevelure rousse.

Victorin en a commandé deux nouvelles. Une pour elle, une pour Léon. Ainsi qu'une troisième pour Gaétan, avec un « M » comme Musaraigne.

Début juillet, des artisans ont mis une dizaine de jours à remettre en état la cuisine.

L'été est désormais sur la pente descendante. Septembre vient tout juste de débuter et, très bientôt, Mirabelle entrera au collège, son frère au lycée.

Plusieurs semaines ont passé et toujours pas le moindre… indice ? signe ? en lien avec la mystérieuse mission qu'a évoquée l'être de lumière dans la colonne.

Jeanne et Paul ne s'en inquiètent pas outre mesure, car ils ont la certitude que cela surviendra à un moment ou à un autre. Ils profitent simplement de ce temps passé ensemble, en savourent chaque instant.

La jeune fille glisse sa main légèrement phosphorescente dans celle du garçon et, lui assénant de petits baisers, vient comme lui picorer la nuque, le cou et les joues.

Une fantôme et un vivant collés sur le toit d'une grange.

Une fantôme et un vivant s'aimant d'un amour fou sur le toit du monde.

NOTE DE L'AUTEUR

Foi de Rambaud, autant vous dire que j'ai laissé quelques plumes dans la construction de ce roman !

Quand j'ai été contacté par l'équipe des Incos pour participer à leur fameux Feuilleton, le contrat est resté sur le rebord de fenêtre de ma cuisine, à se tapisser tranquillement d'une fine couche de poussière, avant que j'ose, d'abord l'ouvrir, ensuite le lire, et enfin le signer.

Car quand même, quel concept de dingo : écrire un livre en seulement trois mois, tout en ayant de longs échanges épistolaires par mail avec une dizaine de classes de collèges, dispatchées un peu partout en France, ainsi qu'une en Andorre et une autre à Berlin.

Bref un travail colossal… et surtout hyper stressant pour moi. Bon, précisons que je suis du genre à me noyer dans un verre d'eau. Bon, avec l'âge j'ai sensiblement progressé, car avant je me noyais dans un dé à coudre. Voyez-vous, je suis particulièrement doué pour me mettre une tonne de pression, tout seul, comme un grand, sans l'aide de personne.

Sans compter la taille du texte qui m'était réclamée. J'ai un problème avec ce genre de demande : répondre à un format, à une fourchette. Car pour ma part, une fois que j'entre, disons dans le second tiers du récit, ce n'est plus moi qui ai la main sur la longueur que cela va nécessiter, mais bien l'histoire et les personnages. Franchie une certaine ligne rouge, ce sont eux qui vont me chuchoter à l'oreille de quel espace ils vont avoir besoin pour grandir, se développer, s'harmoniser et s'épanouir. Donc, bingo : le deal était de pondre (jeu de mots Poulet, hi hi hi !) 100 000 signes. Eh bien, oups, j'en ai aligné 300 000. L'entreprise a fait que j'ai perdu sept kilos sur la période de rédaction. La cata.

Je remercie chaleureusement Alice Paul et son équipe des Incos qui ont été présents, soutenants et protecteurs tout au long de ce périple littéraire.

Et quel périple ! C'était tellement enrichissant. Envoyer mes chapitres au fur et à mesure, et avoir les retours des élèves, des enseignants et des documentalistes. Tous se montrèrent fort impliqués, et cet investissement n'a fait que nourrir ma motivation à offrir le meilleur de moi-même. Alors un grand merci à toutes et à tous.

Quand je pense qu'à la signature du contrat je n'avais peu ou prou que quelques lambeaux à l'esprit :

Une famille un peu déglingue.

Un nom : POULET.

Une maison hantée.

Voilà tout. Bien maigre. En travaillant dans l'urgence, j'ai ainsi pu faire turbiner ma machine imaginaire à plein régime. Ça fusait dans tous les sens. C'était à la fois inquiétant et grisant.

Et donc le résultat est là. C'est mon neuvième roman, et le premier rédigé au présent de l'indicatif. Je m'en suis rendu compte seulement en chemin. Peut-être est-ce dû, inconsciemment, à la situation d'immédiateté que générait un tel projet.

Je remercie également les éditions Gulf stream éditeur, qui sont venues vers moi avec un véritable enthousiasme, une envie contagieuse de cuisiner ce plat littéraire à base de poulet. Caroline Merceron en tête, pour son accompagnement éditorial, son implication, ses retours toujours pertinents et son talent pour confectionner les meilleures sauces d'accompagnement à la volaille.

Une spéciale dédicace à Dominique « Domino » Osmont (formatrice et animatrice en ateliers d'écriture), mon indéfectible binôme, avec qui je sillonne les écoles primaires, les collèges, les lycées, les centres sociaux et les entreprises. Ma guitare ne me quitte jamais : nous faisons écrire, chanter… aidons les jeunes et les moins jeunes à prendre conscience de leurs capacités créatrices et artistiques, à faire éclore de leurs profondeurs des torrents de richesse, dont certains ne soupçonnaient même pas l'existence.

Un régal pour nous.

Pour finir un grand merci et chapeau bas à Clémentine Paoli… Non, mais vous avez vu cette couverture, ces illustrations ?! Car au-delà de leur qualité stylistique, elle a su mettre en images la touche, la singularité, l'ambiance Poulet. Bravo Clémentine !

En toute fin de récit, ne réussissant pas à me séparer de mes chers Poulet, j'ai laissé des pistes, des portes ouvertes, des indices… afin d'encaper sur un tome 2, dont je suis, en ce moment même, occupé à consigner les premières prises de notes.

Alors foi de Rambaud, je vous dis à très bientôt !

LE FEUILLETON DES INCOS

Proposer aux jeunes lecteurs de pénétrer dans les coulisses de la création d'une histoire. C'est cette idée, à la fois simple et novatrice, qui est à l'origine du Feuilleton des Incos, organisé par l'Association Le Prix des Incorruptibles.

Pendant plus de douze semaines, des groupes de lecteurs ont entretenu une correspondance personnalisée avec un auteur. L'objet de ces échanges ? Un texte posté tous les quinze jours chapitre par chapitre par un écrivain, passablement anxieux à l'idée d'être soumis aux jugements décomplexés des jeunes. Le résultat ? Une histoire commentée et questionnée par plus d'une centaine de lecteurs, aussi curieux qu'impitoyables, et autant de débats et échanges, questions existentielles et interrogations futiles, mots doux et bons mots…

Avec la complicité des éditions Gulf stream éditeur, le texte a été travaillé comme un manuscrit traditionnel avant de prendre le chemin des presses. C'est une aventure où l'intime et le collectif se conjuguent et se répondent pour désacraliser l'acte d'écriture, comprendre le processus de publication d'un texte, inciter à la lecture, encourager la réflexion, tisser des liens privilégiés avec un auteur et, pourquoi pas, susciter des vocations…

Liste des groupes de lecteurs ayant participé au projet du Feuilleton des Incos avec Yann Rambaud :

Les lecteurs du lycée général et technologique Comte-de-Foix,
à Andorre-la-Vieille (Andorre)

Les lecteurs de l'école Georg-von-Giesche-Schule,
à Berlin (Allemagne)

Les lecteurs du collège Emmanuel-Dupaty,
de Blanquefort (33)

Les lecteurs du collège Pierre-Brossolette,
de Châtenay-Malabry (92)

Les lecteurs du collège Albert-Camus,
de Clermont-Ferrand (63)

Les lecteurs du collège privé Sainte-Thérèse,
à Colomiers (31)

Les lecteurs du collège Lo-Trentanel,
à Gignac (34)

Les lecteurs du collège privé Saint-Joseph de Cluny,
à Limoux (11)

Les lecteurs du collège Jules-Ferry,
à Montagnac (34)

Les lecteurs du collège Montesquieu,
à Narbonne (11)

Les lecteurs du service Enfance Jeunesse de la mairie
du Péage de Roussillon (38)

Les lecteurs du collège Via Domitia,
à Poussan (34)

YANN RAMBAUD

Éducateur de profession, Yann Rambaud a accompagné pendant longtemps des enfants en difficulté sociale. À présent, il travaille auprès d'adultes porteurs de troubles psychiques.

Il a été pendant dix ans le chanteur, auteur, compositeur du groupe STAËL (AZ/Universal).

Il a publié de nombreux titres en littérature jeunesse depuis 2014, et mène en parallèle des ateliers d'écriture et de musique dans les établissements scolaires, ainsi qu'au sein de centres sociaux.

Il vit au-dessus de Voiron, en Isère, non loin de Grenoble.

TABLE DES MATIÈRES

Reproduit et achevé d'imprimer en novembre 2022
par Abedik, en Pologne,
pour le compte de Gulf stream éditeur,
31, rue Alfred-Riom, 44100 Nantes
www.gulfstream.fr

Dépôt légal 1re édition : avril 2023